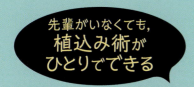

ひとりでマスター
心臓ペースメーカ
植込み術

「これならできる」と言わせてみせます！

岡村 英夫
国立病院機構和歌山病院循環器科医長

MEDICAL VIEW

本書では，厳密な指示・副作用・投薬スケジュール等について記載されていますが，これらは変更される可能性があります。本書で言及されている薬品については，製品に添付されている製造者による情報を十分にご参照ください。

Perfect Master：Cardiac Pacemaker Implantation
(ISBN 978-4-7583-1446-6 C3047)

Author：Hideo Okamura

2018. 2. 20　1st ed.

©MEDICAL VIEW, 2018
Printed and Bound in Japan

Medical View Co., Ltd.
2-30　Ichigayahonmuracho, Shinjuku-ku, Tokyo, 162-0845, Japan
E-mail　ed@medicalview.co.jp

推薦の言葉

　いやはや，何とも素晴らしい書籍が出たものである。著者の岡村英夫 先生が私の元同僚であるという忖度など，本書の評価には無用である。最前線の医療を担うものとして，現場で学んだノウハウを理論構築し，世に著すことは大いなる目標である。しかし，日頃の激務の合間を縫って執筆活動を継続することは容易ではない。並々ならぬ覚悟と決意をもって臨まない限り，その理想は夢で終わってしまう。しかし，岡村先生は国立循環器病研究センターで勤務に励む時期，すなわち，最も多忙を極める40代でそれをやってのけた。驚くべき才能と情熱である。

　文章を一読して感じるのは多彩な語彙から選択された平易な表現と，デバイス管理に対する著者の溢れんばかりの愛情と歓びである。読んでいて，なんとなく心が温かくなる，そんな専門書を私は他に知らない。そして，本書の真骨頂は科学的データに裏付けられたスタンダードな手技と，豊富な経験を通じて著者が独学したアートとの見事な融合である。

　本書は術前から術後の管理に至るまで時系列に沿って記述された前半と，窮地に陥らないためのトラブルシューティングの後半から構成されており，取り上げられたテーマは幅広く隙がない。これからデバイス植込みを学ぶ若き医療従事者にとっては冒頭から通読するもよし，経験を積んだ読者にとっては困ったときに紐解くのもよし。筆者の智徳秀英が散りばめられた，渾身の一冊である。

　お互い出会った日から20数年，美青年「岡ちゃん」と呼んでいた後輩が到達した新境地を垣間見る機会を得て，私は今，深い感慨にふけっている。筆者のこれからも続く熱い思いと困難に立ち向かう不屈の精神を信じながら。

平成30年2月

近畿大学医学部附属病院心臓血管センター教授
栗田隆志

序文

　ペースメーカ治療は徐脈の治療に必要不可欠な治療法としてすでに確立し，日本全国いたるところで行われている。わが国におけるペースメーカの新規，交換術をあわせた手術件数は年間5〜6万件で推移しており，実施施設数は約1,800施設にのぼる。ペースメーカ植込み術はペースメーカをはじめとする不整脈植込みデバイスの基礎となるものであり，正しい技術の習得はきわめて重要である。CRTの左室リードの留置を除けば，ポケットの作成，右房・右室リードの留置，閉創，交換などの基本手技は同じである。ペースメーカの年間実施手術数は多い施設では数百件にのぼり，指導医のもとで植込み術を手とり足とり指導してもらうことができるであろうが，年間10件未満という病院も少なくない。こうした施設では，植込み術に精通した指導医に恵まれるとは限らない。はじめて自分でペースメーカを植込むというのに，手術を一任されて，業者さんのアドバイスで何とか植込みを行った，という経験をお持ちの先生もおられるのではないだろうか。ペースメーカ植込みは難しくはないが，稀にリード脱落や心穿孔，デバイス感染といった合併症が発生する。初期の手術経験のなかでこうした合併症を経験してしまうと，手術が怖くなり，本来楽しいはずの手術手技を嫌いになってしまいかねない。

　本書はこのような指導医に恵まれなかったペースメーカ植込み初心者の先生方が，「数回植込み術を見学していれば自信をもってひとりで植込みができる」ことを目標に，筆者がこれまで若手の先生方を指導してきた経験をもとに，できるだけ具体的に，手術が頭に思い描けるように記述したつもりである。

　ペースメーカは進化を続けており，リードレスペースメーカの時代が到来しようとしている。とはいえ，現状のリードレスペースメーカはVVI（R）モードに限られ，交換を想定していないことから，適応は高齢者の一部疾患のみに限定される。従来のリード有ペースメーカはまだまだすたることはないであろうし，すでにリード有ペースメーカを植込まれた膨大な数の患者さんの交換，デバイス管理は延々と続いてゆく。リード有ペースメーカはこれからも不整脈デバイス治療の中心であることに変わりはない。

　本書では実際に自分が植込みを行っている様子を思い描けるように写真を多用した。また写真の元である動画を収録したDVDが付録されているので併せて活用されたい。

　本書がペースメーカ植込みにこれから携わる医師，メディカルスタッフ，そしてペースメーカ植込みを指導する立場の医師の一助となれば幸いである。

　最後に，私がペースメーカの手術を楽しく行うことができるのは，周りのスタッフに恵まれているからに他ならない。お世話になってきたみなさまに，この場を借りて深くお礼申し上げます。

平成30年2月吉日

国立病院機構和歌山病院循環器科医長
岡村英夫

目次

第1章 DDD ペースメーカの新規植込み

Ⅰ 手術の準備と手術器具 ... 10

ペースメーカの適応決定 ... 10
ペースメーカの機種決定 ... 11
一時ペースメーカの適応 ... 11
術前準備 ... 12
手術場所 ... 13
術野の準備 ... 14
手術器具 ... 15

Ⅱ 皮下ポケットの作成 ... 17

皮膚切開線の位置決め ... 17
皮下ポケットの深さ ... 18
皮下ポケット作成 ... 20

Ⅲ 鎖骨下静脈の穿刺 ... 25

私が穿刺をおすすめする理由 ... 25
胸郭外穿刺法 ... 25
合併症対策 ... 26
鎖骨下静脈走行のバリエーション ... 26
皮下ポケットは先に作る ... 28
静脈穿刺の流れ ... 29

Ⅳ 心室リードの留置 ... 33

リードの種類 ... 33
リード選択における注意点 ... 34
リードの硬さ ... 34
心室リード留置イメージ ... 35
計測時の注意点 ... 40
心室リード植込みの流れ（実手技） ... 41

Ⅴ 心房リードの留置 ... 43

心房リード留置イメージ ... 43
心房リード植込みの流れ（実手技） ... 46
計測時の注意点 ... 48

VI リードのたわみ　　49

「適度なたわみ」とは ・・ 49

VII リードの固定と本体の収納　　52

おすすめのリード固定法 ・・・・・・・・・・・・・・・・・・・・・・・・・・・・・・・・・・・・・・・ 52
皮下ポケットへの本体収納 ・・・・・・・・・・・・・・・・・・・・・・・・・・・・・・・・・・・・ 55

VIII 閉創　　56

閉創のコツ ・・ 57
連続縫合の実際 ・・ 57

IX 術後のケア　　64

第2章　ペースメーカ交換

I 交換術の注意点　　68

II リードチェックのコツ　　70

III 交換の実際　　72

IV リードを追加するときの注意点　　77

静脈造影の重要性 ・・ 77

第3章　こんなときどうする？ トラブルシューティング

I 心室にタイン型リードを使用するときは，どうしたらよいですか？　　80

II 心房にスクリューインリードを使用するときは，どうしたらよいですか？　　82

心房にスクリューインリードを留置する方法 ・・・・・・・・・・・・・・・・・・・ 82
右房へのスクリューインリードの留置（イメージ）・・・・・・・・・・・・・・ 84
リードを使い分ける ・・・ 85

III 不要なリードの処理の仕方を教えてください　　86

将来を見据える ・・ 86
リード抜去の手順 ・・ 86
タイン型リード切断時の注意点 ・・・・・・・・・・・・・・・・・・・・・・・・・・・・・・ 87

Ⅳ ワルファリン内服中の患者は，どのように対応すればよいですか？ 88

状況に応じて判断する ･･･ 88
ワルファリン継続？　ヘパリンブリッジ？ ･･････････････････････ 88
抗血小板薬の場合 ･･ 89

Ⅴ 血腫ができたときは，どのように対応すればよいですか？ 90

ガーゼ圧迫が有効 ･･ 90
いつ再手術を決断するか ･･････････････････････････････････････ 91

Ⅵ PLSVCが判明したときは，どのように対応すればよいですか？ 92

PLSVCの走行 ･･ 92

Ⅶ 右側からの植込みが必要な場合の方法を教えてください 94

右側植込みのコツ ･･ 94

Ⅷ 右室リードが固定できないときは，どうすればよいですか？ 96

Ⅸ 創部が発赤したときは，どうすればよいですか？ 98

ポケット感染か？　表層感染か？ ･･････････････････････････････ 98

Ⅹ 悩ましい交換例の注意点を教えてください 100

皮膚切開線の決定 ･･ 100
症例提示 ･･ 101

Ⅺ 本体からリードが抜けないときは，どうしたらよいですか？ 102

リードが抜けないときの正攻法 ････････････････････････････････ 102
どうしても抜けないとき ･･････････････････････････････････････ 103

第4章　ペースメーカの基礎知識

Ⅰ ペーシングモード 106

ICHDコード ･･ 106
DDDとDDIの違い ･･･ 107
DDDペースメーカの動作－タイミングサイクルを理解する－ ･････ 108

Ⅱ 電磁波障害 113

電磁波障害の実例 ･･･ 113

Ⅲ 死後のペースメーカの取り扱い 116

索引 ･･ 118

本書のDVDについて

- DVDは本書の裏表紙に添付されています。
- 動画収録時間：12項目　計約30分

各項目のDVD表示について

▶項目に関連する動画が収録されている場合は，各項目の見出しにDVDマーク ⊙DVD を表示しています。

添付のDVDについて

▶添付のDVDはDVD-Videoです。術中動画，イメージ動画を収録しており，手技の流れに合わせてわかりやすいナレーションが挿入されています。
▶DVD-Video対応のプレーヤーで再生してください。DVD再生機能のあるパソコンでご覧いただけますが，一部パソコン，プレーヤーでは再生できない可能性がございます。
▶このDVD-Videoを無断で複写，複製，放送，有線放送，営利目的の上映等に使用することは，著作権法上での例外を除き禁じられています。

メニュー画面と再生方法について

▶DVDをセットするとメニュー画面が表示されます。
▶メニュー画面には動画が収録されている項目一覧が表示されます。
▶ご覧になりたい項目を選択すると，映像が再生されます。
▶再生が終了するとメニュー画面に戻ります。

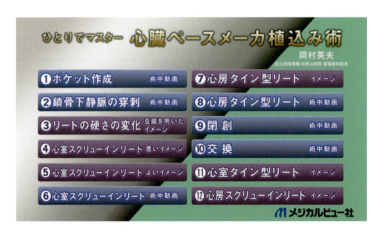

第1章

DDDペースメーカの新規植込み

　序文でも触れたが，ペースメーカ植込みは植込み型除細動器（implantable cardioverter defibrillator：ICD）や心臓再同期療法（cardiac resynchronization therapy：CRT）を含む不整脈植込みデバイスの基本である。CRTの左室リードの留置を除けば，ポケットの作成，右房・右室リードの留置，閉創，交換などの基本手技は同じである。本書では実際に自分が植込みを行っている様子を思い描けるように写真を多用した。また写真の元である動画を収録したDVDが付録されているので併せて活用されたい。

I 手術の準備と手術器具

Point

▶ 症例にあったペースメーカ（ペーシングモード）を選択する。

▶ 不要なテンポラリーペースメーカは使用しない。

▶ 術直前の抗菌薬投与は必須。

ペースメーカの適応決定

　植込み型ペースメーカの適応は，日本循環器学会が刊行している不整脈の非薬物治療ガイドラインに基づいて決定する。主な対象疾患は洞不全症候群，房室ブロック，徐脈性心房細動であるが，神経調節性失神や閉塞性肥大型心筋症などにも適応がある。詳細はガイドラインを参照されたいが，基本的な適応は徐脈に起因する失神，めまい，心不全といった症状があり，徐脈の原因が取り除けない場合である。それゆえ，原因がないかを検討し，原因となりうるもの，例えば高カリウム血症や薬剤性の要素があれば，取り除ける原因でないことを確認する必要がある。

　薬剤の中には徐脈の原因になるが，心房細動の頻脈をコントロールするのに必要で内服しているβ遮断薬のように，中止できないものも含まれる。この場合には取り除けない原因として考えるとよい。植込みが確定するまでの間，必要があれば後述する一時ペースメーカでしのぐことになる。

　特殊な疾患として，心臓サルコイドーシスは房室ブロックを呈する一因として知られており，ステロイド治療により改善する症例も報告されている[1]。しかし，ステロイド治療による房室ブロックの改善の程度は予想不可能であり，ステロイド治療開始後は感染の懸念や創傷治癒遅延などの問題があることから，日本循環器学会が刊行している心臓サルコイドーシスの診療ガイドラインでは，心臓サルコイドーシスが疑われる房室ブロックの症例であっても，植込み型ペースメーカの適応があれば先に植込みを行い，その後ステロイド治療を行うことを推奨している。

---

1) Okamura H, Goto Y, Terashima M, et al：Images in cardiovascular medicine. Reversible right ventricular hypertrophy due to cardiac sarcoidosis. Circulation 111:e383-384, 2005.

ペースメーカの機種決定

　ペースメーカの植込みを行うまでに最低限決めておく必要があるのが，リードの本数である。ペーシングモードの詳細は第4章（p105）の「ペースメーカの基礎知識」に記述するが，心房/心室のどこに計何本のリードを植込むかを決定し，物品の準備をしておかねばならない。多くの症例で用いるDDDペースメーカはある意味万能であり，心房・心室の両方にリードを留置しておけば，後からプログラミングの変更でAAIにもVVIにもDDIにも変更できる。

　しかし，不要なリードは植込まないのが大原則である。"慢性的に心房細動の症例に心房リードを植え込んでしまった"というのは，余りにお粗末である。逆に洞不全症候群であっても，心室リードをいれておくことで心房リードが使えなくなった場合のバックアップに使えるし，将来の房室ブロックの合併に備えることができる。徐脈を予防するのがペースメーカの目的であるから，よほどの理由がなければ「心室リードは不要」ということはないはずである。ペースメーカ植込みの担当に決まったらDDDペースメーカでいいか，を確認することがほとんどであろう。

一時ペースメーカの適応

　悩ましいのが植込みを待つ間，一時ペースメーカを使用するかどうかである。一時ペースメーカはペースメーカ植込み後の感染のリスク因子であるから[2]できるだけ用いたくないという気持ちがある反面，植込みまでに患者が失神して倒れたらどうしよう，という心配がある。ペースメーカの適応だとわかって入院を勧めた患者が，その入院中に失神・転倒して受傷した，というのは安全管理として問題であろうから，筆者はあくまで安全第一だと考えている。

　一時ペースメーカの適応には決まったものがなく，症例によっても異なるので一概には言えないが（例えば認知症の患者にテンポラリーリードを置いておくのは勇気がいるので適応条件は厳しくなる），経験的に筆者なりの基準を作っている。表1にまとめたが，①失神して入院となった症例では，たとえ入室時に安定したリズムがあっても，リスクの観点から前向きに検討することにしている。②入院後，失神，めまいなどの症状を伴うポーズを認める場合では，何秒のポーズと

---

2) Klug D, Balde M, Pavin D, et al : Risk factors related to infections of implanted pacemakers and cardioverter-defibrillators: results of a large prospective study. Circulation 116:1349-1355, 2007.

表1 筆者の考えるテンポラリーペーシングの適応

①失神して入院となった症例。たとえ入室時に安定したリズムがあっても，入院中の転倒リスクの観点から前向きに検討
②入院後，失神，めまいなどの症状を伴うポーズを認める場合。たとえ2～3秒であってもポーズに一致して症状が強い場合は適応あり。就寝中の無症状なポーズは基本的に経過観察とするが，無症状であっても長すぎる心停止（10秒程度）があれば適応あり
③徐脈のために心不全を発症しており，安静・利尿薬ではコントロールできない場合
④Torsade de Pointesを繰り返すQT延長症候群など，ペーシングで不整脈抑制が期待される場合

いった基準ではなく，たとえ2～3秒であってもポーズに一致して症状が強い場合は適応がある。就寝中の無症状なポーズは基本的に経過観察とするが，無症状であっても長すぎる心停止（10秒程度）があれば適応ありと考えている。次に，③徐脈のために心不全を発症しており，安静・利尿薬ではコントロールできない場合と，④Torsade de Pointesを繰り返すQT延長症候群など，ペーシングで不整脈抑制が期待される場合，である。これらの適応基準はあくまで目安であり，個々の症例の諸事情により変化するものである。

術前準備

術前の準備も重要である。ペースメーカなどの植込みデバイスにとって感染は最も避けたい合併症である。デバイス感染の研究として，植込み，または交換後の感染の発生を前向きに検討したPEOPLE Study[1]が有名であるが，この研究における術後感染の発生率は0.68%であり，手技から感染判明までの期間の中央値は52日である。遅いものでは半年くらいして感染が判明したケースも含まれている。

自施設の感染発生率が大規模試験のものから大きく逸脱していないかを確かめるとともに，術後数カ月フォローしてはじめて感染が発生しなかったと安心できることを忘れてはいけない。

感染のリスク（防御）要因を表2にあげるが，「術後の再手術」が最大の感染要因である。再手術が必要になる理由としては，血腫やリードの脱落などさまざまな理由があるが，再手術を最小限にするための注意点とコツをこの後の手技で解説する。

その他の感染のリスク因子として「手術前24時間以内の発熱」がある。早く手術をしてあげたい，手術スケジュールがタイトである，

---

1) Klug D, Balde M, Pavin D, et al：Risk factors related to infections of implanted pacemakers and cardioverter-defibrillators：results of a large prospective study. Circulation 116：1349-1355, 2007.

表2　感染のリスク（防御）要因

感染のリスク要因
術後早期の再手術
手術前24時間以内の発熱
一時ペースメーカ
感染防御の要因
抗菌薬の前投与
新規植込み（交換と比較して）

など予定した手術を延期するのはときに悩ましいが，感染したら元も子もない。発熱しているなら手術は迷わず延期である。

　一時ペースメーカも感染のリスク因子である。不必要なテンポラリーリードの留置は避け，必要な場合でも長期留置にならないように配慮する必要がある。

　一方で，「術直前の抗菌薬投与」には感染防御のエビデンスがある。デバイス感染のバイブルともいえるデバイス感染に関するステートメント[2] には術前の抗菌薬投与法についても記述されている。セファゾリンであれば手術開始の1時間以内，バンコマイシンであれば2時間以内に投与することが推奨されている。

手術場所

　よく受ける質問に「手術の場所は手術室がいいですか，カテ室がいいですか」という手術場所についてのものがある。「清潔を確保できる場所であればどちらでもよい」というのが正解であろう。最近のカテーテル室は手術室環境に準じた空調設備を備えている病院も増えており，管理された空調で相応の空気清浄度が担保されていればカテーテル室でも問題はない。カテーテル室のほうが透視の解像度がよい，循環器内科医の主戦場でありスタッフ間の連携が良好，などのメリットがあると思われる。ただし，ペースメーカは異物を体内に留置する手術であり，最大限の清潔操作が求められる。空調だけでなく，術者・外回りのメディカルスタッフともに求められる清潔度を十分に理解していることが重要である。

2) Baddour LM, Epstein AE, Erickson CC, et al：Update on cardiovascular implantable electronic device infections and their management：a scientific statement from the American Heart Association. Circulation 121：458-477, 2010.

術野の準備

　手術室の様子を図1に示す。手術道具を載せた清潔台の周りも不潔にならないように，部屋は十分な広さが望まれる。術野の消毒とドレーピングの様子を図2に，イメージを図3に示す。目的とする術野より十分広い範囲を消毒し，ドレープ1で消毒野を囲む。筆者は二重のドレーピングを好んでおり，ドレープ2でドレープ1の内側をさらに囲んで術野を作る。術野の皮膚が露出していると，毛嚢に残った菌が時間経過とともに術野を不潔にするため，イソジンドレープなどのテープ剤で術野の皮膚を覆っている。テープ剤は不潔野から術野への埃の侵入も防いでくれる。このようにしっかりと清潔野を確保すれば落ち着いて手技を行うことができる。手術時間は短いに越したことはないが，

図1　手術室

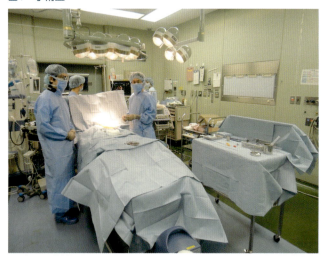

図2　術野のドレーピング

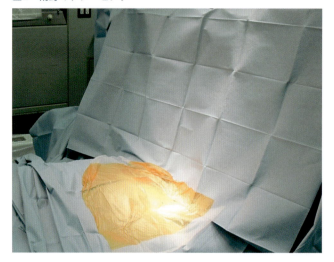

図3 ドレーピングのイメージ図

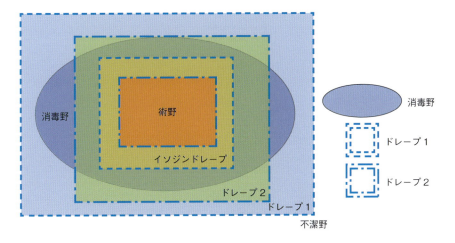

1分1秒を争うようなものではないし，それよりも確実な手術を心がけていただきたい．

手術器具

図4に筆者らがペースメーカ植込みに使用している手術器具を示す．単極電気メスを使用しているが，刃先は拡大図のように絶縁体でカ

図4 手術器具

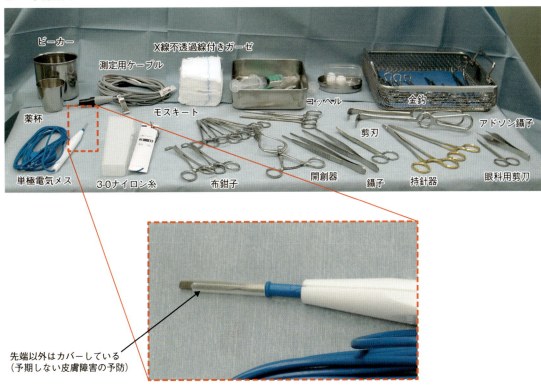

図5　ヘッドライト

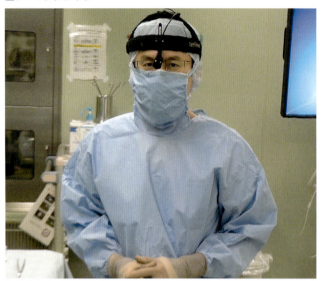

バーしている。露出した刃先が表皮にあたり予期せぬ火傷を作らないためである。リードや本体の固定には3-0ナイロン糸を使用している。絹糸より感染防止につながると期待している。そして図5のようにヘッドライトを装着している。ペースメーカの皮下ポケット作成においてストレスなく手術ができる。写真のヘッドライト（L2S09；メディカルプログレス）は充電式の小型バッテリーが電源であり、スイッチの入/切も自ら行えるため外回りのスタッフの手をわずらわせることもない。

II 皮下ポケットの作成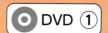

Point
- 切開線の位置ひとつで手術が容易になる。
- 層を意識してポケットを作成する。
- ヘッドライトを用いるなどして明るい視野を確保する。

皮膚切開線の位置決め

　いよいよ手術に入るが，皮膚切開線をどの位置にするか，がその後の手術の難易度を大きく左右する。図6の黄線のように鎖骨に平行なラインにするか赤線のような斜めのラインにするか，術者の好みによりさまざまである。

　本書では静脈確保（p25参照）は穿刺法で行うよう解説しているが，穿刺法においては切開線が穿刺する静脈の真上に位置していると穿刺がきわめて容易である。そこで筆者は，消毒する前に術側の末梢静脈から造影剤を5〜10cc注射して図7のように静脈の走行を確認するようにしている。多くの場合，図6の赤線の位置に静脈が一致する。消毒の前にマーキングしておくとよい。図7の赤線の位置に5〜6cmの皮膚切開をして，橙点線の位置にペースメーカの皮下ポケットを作る

図6　切開線の決定

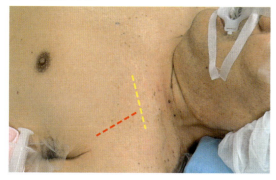

図7　消毒前の静脈造影

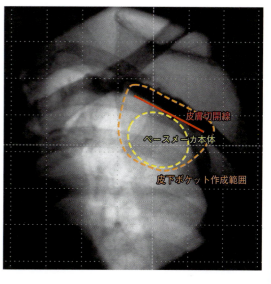

ようにマーキングしておけば清潔野を作るのに迷うこともない。切開線の周囲360°ぐるりとポケットを作成するが，鎖骨にペースメーカ本体があたらないように切開線の上側の剥離は少なくする。

　この造影を行う際に，鎖骨下静脈の閉塞や左上大静脈遺残に気づくこともある。左上大静脈遺残の症例での左側からのリード留置は不可能ではないがかなり難渋するため，手術開始前に左上大静脈遺残に気づいた場合には右側植込みに切り替えたほうが賢明である（詳細はp92，93参照）。右鎖骨下静脈の走行を確認し，右側に同様のマーキングをして消毒すればよい。

皮下ポケットの深さ

　次に皮下ポケットを作成する層を説明する。ときに図8のようにペースメーカ本体が皮膚を貫いて露出した症例を目にする。こうしたトラブルを防ぐためにはペースメーカポケットを作る深さが重要だと筆者は考えている。図9にペースメーカ植込みのイメージ図を示すが，皮下ポケットは図のように筋膜の層を2層に分けて筋膜の層の間に作成するのがベストと考えている。これには2つの理由がある。

　まず，脂肪層の下に筋膜をつける理由であるが，ペースメーカ植込み後は植込み部の脂肪が減少する。このためペースメーカの上を筋膜で覆っておいたほうが図8のような本体露出のリスクが少なくなるのではないか，と考えるからである。脂肪の下の筋膜は閉創の際にも活躍する。脂肪だけでは糸が脂肪を割いてしまうため縫えないが，筋膜を残しておくと筋膜に糸がかかり縫合できる（閉創の詳細はp56参照）。

　もう一つの理由は止血のしやすさである。図10に皮下組織の血管分布のイメージを示すが，筋肉内から上がってきた細い動脈が筋膜を貫

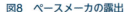

図8　ペースメーカの露出

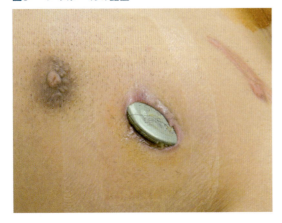

図9　皮下ポケットの作成部位

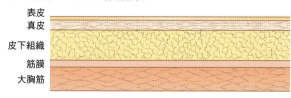

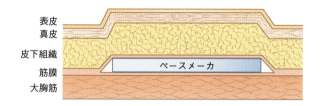

図10　皮下組織の栄養血管の走行

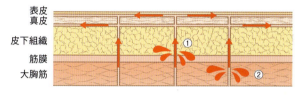

いて皮下組織に入り込み，真皮と皮下組織の間，そして表皮と真皮の間で横に広がる。そのため，筋肉の上に筋膜を残しておくと，図10①の筋膜直上で出血するためピンポイントでの止血が可能であるが，筋肉の中で血管がちぎれて出血すると図10②の筋肉内で止血しなければならなくなり止血に難渋する。このため筋肉の上にうすく筋膜の層を残しておくことがおすすめである。

　薄い筋膜を二層に分けられるのか，とよく質問されるが，筋膜は薄い層であるが1枚の膜ではなく細かい繊維が複雑に絡まりあった層であるため，分けることができる。手技を容易にするには筋膜の中に局所麻酔や生理食塩水を少し注入するとよい。こうすることで筋膜の層が厚くなり，容易に分けることができる。

皮下ポケット作成 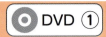 DVD ①

実際のポケット作成の様子を図11に解説する。

①皮膚切開する部位に十分量の局所麻酔を注射する。筆者は皮膚の麻酔だけで約10ccの1％キシロカインを使用する。皮膚を貫く針孔は少ないほうが感染予防になると考えられるため，3〜4個の針孔から皮膚表面の麻酔を完了させる。

図11 皮下ポケット作成の実際

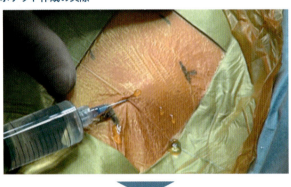

②メスで皮膚切開する際は，しっかり皮膚にテンションがかかるように皮膚を引っ張ることが重要である。

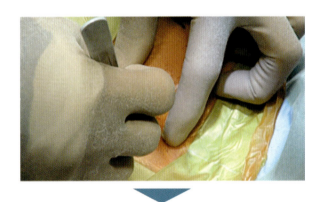

③表皮〜真皮の一部をメスで切開した後，真皮層に追加の麻酔を行う。

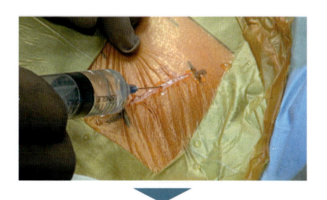

④皮膚切開した範囲の真皮は創の端まで切り落とすとよい。こうすることで間口が広がり，小さめの切開線でペースメーカが入る。この先は電気メスを使用する。電気メスで残りの真皮と皮下組織を切り開いてゆく。真皮はカットモードで，皮下組織は凝固モードで電気メスを使用している。電気メスの出力はいずれのモードも30Wを基本としている。皮下組織にもテンションをかけながら剥離することが重要である。

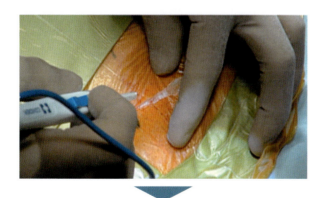

⑤ある程度剥離が進んだら，開創器を用いてテンションをかけるとよい。組織が乾燥して見えるところは麻酔が浸潤していない証拠である。患者が痛みを訴える前に麻酔を追加し，組織が潤った状態を保つよう心がける。

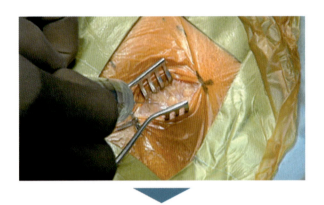

↓

⑥層を意識しながら，さらに深く剥離を進めていく。

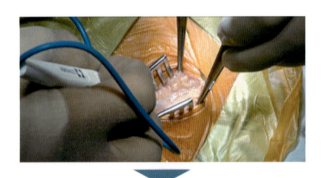

↓

⑦脂肪がなくなり白い膜の下に筋肉がピンク色に透けて見える層が目的とする層である。白い膜が筋膜であり，この層を分けてポケットを広げてゆく。筋膜が破れて筋肉が露出することがあるが問題はない。筋膜を残した層に戻りポケットを作成することが重要である。

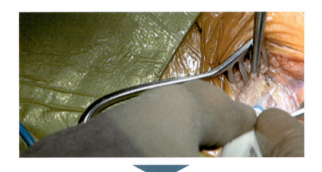

↓

⑧ポケットを広げる前に白い筋膜の中に麻酔を追加する。痛みをとると同時に，筋膜を膨張させることで筋膜を分けるのが容易になる。

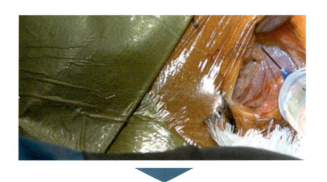

⑨筋膜にもテンションをかけておくと，電気メスをあてるだけで自然に筋膜が分かれる。金鈎や攝子を用いて筋膜にテンションをかけるとよい。

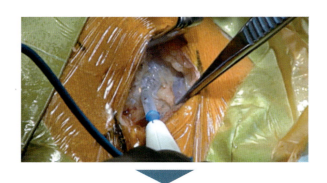

⑩ポケットを作成する層が決まれば，指で鈍的に剥離してかまわないが，優しく剥離するよう心がける。

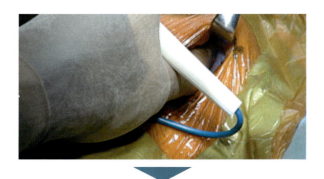

Ⅱ 皮下ポケットの作成

⑪指が索状物に引っかかるときは無理に剥離を進めず，引っかかる場所を直視下に確認し，固い組織は電気メスで剥離する。ポケットの奥まで筋肉に筋膜が薄く残った層を保つと血腫形成の頻度を減らすことができる。同じ層のポケットを切開線の周囲360°ぐるりと作る。切開線の上側にポケットを大きく作りすぎるとペースメーカ本体が鎖骨に接触し違和感の原因になるので，下側に大きく作成する。ペースメーカ本体の厚みを考慮し，心持ち大きめにポケットを作成する。最後にポケット全体を見まわし，出血がないことを確認すれば完成である。動画（DVD①）をDVDに収めているので参考にされたい。

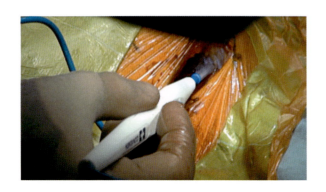

Ⅲ 鎖骨下静脈の穿刺

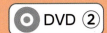

Point
- 造影をみて穿刺部位を決定する。
- 穿刺針は細い針を用いると穿刺のストレスは軽減する。
- 鎖骨下静脈のバリエーションを理解する。

私が穿刺をおすすめする理由

　皮下ポケットができたら次に静脈の確保である。方法は大きく2通りあり，鎖骨下（腋窩）静脈の穿刺法と橈側皮静脈のカットダウン法である。病院によって方針が異なるし，どちらが優れているということはないと思われるが，本書では穿刺法で進めることにする。これにはいくつかの理由がある。

　1つ目の理由は，カットダウンの上達には経験が重要なため，指導医がいない状況で始めるのなら穿刺法のほうが初心者でも確実に行えることである。第2の理由は，カットダウンを好む場合も穿刺法のコツは知っておいて損はないことである。

　ペースメーカでリードが1～2本であればカットダウンだけで完結できるが，心臓再同期療法で3本のリードを挿入するとなると，3本すべてカットダウンで挿入するのは容易ではなく，2本はカットダウンで残り1本は穿刺，といった具合に穿刺法が併用されることが多い。さらに橈側皮静脈が鎖骨の頭側を走行する走行異常が稀にあり，この場合も穿刺法に切り替える必要があるし，リード追加の症例でも穿刺法が有利である。穿刺法は肋鎖靱帯によるリードの損傷が多いと懸念された歴史的背景があるが，穿刺法のやり方により大きく異なる，と筆者は考えている。

胸郭外穿刺法

　本書で紹介するのは，静脈が鎖骨の下をくぐる手前の腋窩静脈に近いところを胸郭外で穿刺する方法である。透視はすべて正面で行っており斜位は不要である。筆者は造影画像を参考に穿刺を行う。エコーガイド下に穿刺する施設もあり，造影剤アレルギーで造影剤を使用できない場合には適しているだろうし，動脈と静脈が重なって走行して

いる稀なケースを事前に発見できるメリットもあるであろう。ただしエコーでは静脈の走行全体を把握することは困難なため，静脈の走行にできるだけ自然にリードを留置するという点においては造影に軍配があがると思われるし，何より手間がかからない。

　皮下ポケットを作成した後，穿刺する直前にもう一度造影をして静脈の位置と太さを確認する。ポケット作成の間に静脈の位置が微妙にずれたり，やせ細ったりする場合があるので，穿刺の直前に再度確認する。静脈のど真中で穿刺するのがコツである。

合併症対策

　穿刺法で懸念される合併症として，気胸と動脈穿刺が挙げられる。気胸は静脈が肋骨の上を走行する部分を狙って肋骨の上で穿刺する胸郭外穿刺法で防ぐことができるし，造影をすることで動脈穿刺もほとんどの場合，予防できる。どちらも発生の可能性はゼロではないので，穿刺針が細いに越したことはない。筆者は22Gの留置針を穿刺に使用している。22G針の外套には0.025inchのガイドワイヤーが通る。リード留置用に用いる6〜8Fr（フレンチ）のシースには通常0.035inchのガイドワイヤーとそれに対応した穿刺針がセットになっている。筆者はこの穿刺針は用いず，まず4Frのショートシースに付録の0.025inchのガイドワイヤーと22Gの穿刺針を用いて静脈を確保して，いったん4Frのシースを静脈に挿入し，0.035inchのガイドワイヤーに交換してリード用のシースを静脈に挿入するようにしている。手間が1つ増えるが，穿刺する際の術者のストレスが大幅に軽減されるのでおすすめである。

鎖骨下静脈走行のバリエーション

　図12に鎖骨下静脈走行のバリエーションを示す。p27上段左の例①では鎖骨下静脈が第一肋骨の上を走行した後で鎖骨の下にもぐり込んでいるため，肋鎖靱帯に影響されることなく第一肋骨上で胸郭外穿刺が容易に行える（■■■部分）。一方で例②では鎖骨と第一肋骨の交点で鎖骨下静脈が鎖骨にもぐり込むため，第一肋骨の上で穿刺しようと思うと鎖骨が邪魔になり，穿刺できる部分がほとんどない（■■■部分）。無理に鎖骨をくぐらせて穿刺すると肋鎖靱帯の中を貫通する懸念がある。よって例②の場合には，第一肋骨上ではなく腋窩静脈が第二肋骨上を走行する部分を狙って第二肋骨上で胸郭外穿刺するのが望ましい（■■■部分）。

図12 鎖骨下静脈走行の個人差

例①

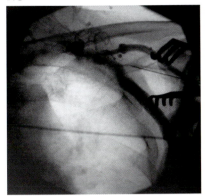
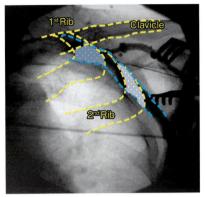

1stRibと鎖骨が離れて1stRib上で穿刺しやすい
2ndRib上も可だが垂直方向の面積が狭い

例②

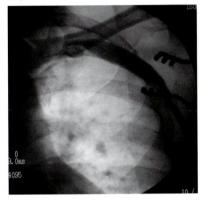
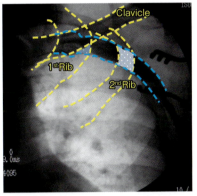

1stRib上は鎖骨と重なっていて穿刺に不向き
2ndRib上での穿刺が望ましい

③ビデオの症例

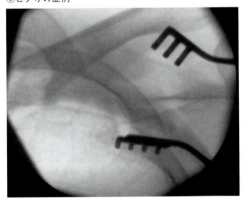
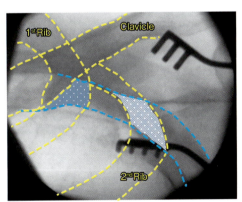

1stRib/2ndRibとも穿刺可

1stRRib：第一肋骨　　：第一肋骨上の穿刺ポイント
2ndRRib：第二肋骨　　：第二肋骨上の穿刺ポイント
Clavicle：鎖骨

図12③にDVDで紹介している症例の静脈造影を示すが，この症例では第一肋骨上で胸郭外穿刺を行うこともできるし（▨▨▨部分），第二肋骨上で胸郭外穿刺する（▨▨▨部分）ことも可能である。DVDでは第二肋骨上で穿刺している。第一肋骨の穿刺ポイントとなる▨▨部分は，鎖骨の下縁，第一肋骨の外縁，水平線で作られる△部分にほとんどの症例で一致するため，造影剤を使用しにくい症例では胸郭外穿刺部位の解剖学的な指標となる。

皮下ポケットは先に作る

筆者は先に皮下ポケットを作成し，止血を確認した後に大胸筋の直上から鎖骨下静脈を穿刺することにしている。施設によっては，皮膚の上から先に静脈穿刺してガイドワイヤーを留置し，その後皮下ポケットを作成して皮膚からガイドワイヤーを引き抜く手法を採用しているが，皮下ポケットを先に作成するメリットがいくつかある。

まず，完全な無菌状態とはいえない皮膚にワイヤーが触れずに手術できる点である。ペースメーカは異物を体内に植込む手術であるから清潔には万全の注意を払う必要がある。そして何より穿刺が容易な点である。大胸筋直上から穿刺をスタートすると，皮膚の上から穿刺する場合に比べて，第一または第二肋骨に針先が到達する距離が圧倒的に短い。胸郭外穿刺では気胸の防止が重要であるが，皮膚から穿刺して針先を肋骨の上で操作しようとすると穿刺の角度が急峻になりがちである。大胸筋直上からの穿刺であれば，ある程度斜めに穿刺することができるため，リードがスムーズに静脈に挿入できる。

静脈穿刺の流れ

静脈穿刺の流れを図13に示す。
①まず開創器で創を開き，穿刺する筋肉面を露出させる。

図13　静脈穿刺の流れ

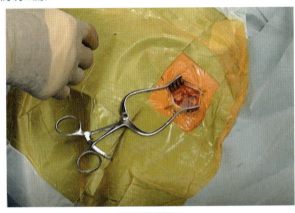

②再度鎖骨下静脈の造影を行う。この症例では第二肋骨上で胸郭外穿刺を行おうとしている。

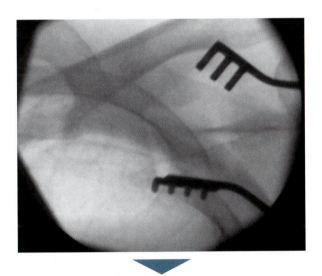

③穿刺の開始点は筋肉直上，透視で見て第二肋骨の外縁ないしより外側から穿刺を開始する。これは，少しでもリードをストレスなく静脈に挿入するための工夫である。

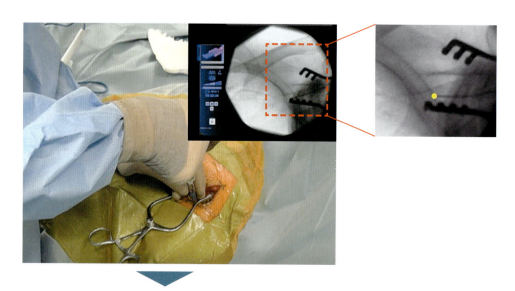

④針が肋骨にあたる点は肋骨のど真ん中とする。針先を透視でみながら方向と穿刺の角度を調整する。肋骨の内側半分に針先が進まないように注意する。静脈と肋骨の交点のど真ん中で穿刺するよう心がけると静脈を捉える確率が高くなる。穿刺針には少量のキシロカインを吸った5ccのシリンジをつけている。針先が肋骨にあたったら骨膜に麻酔を追加し内針を抜く。骨膜は痛みを感じるので，この先のシース挿入の際などに痛みが生じるのを予防するためである。

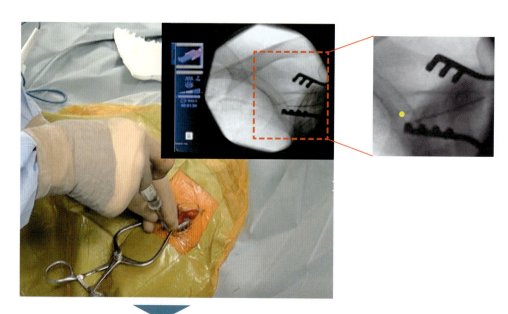

⑤外套の先端が静脈内にあれば，内針を抜くとゆっくり静脈血が返ってくる。無理にシリンジをつけて静脈血の逆血を確認しようとすると，静脈を捉えていても吸引できないことがある。静脈が虚脱しているとシリンジでの逆血確認は困難であるため，自然に静脈血が返ってくるのを見るほうが確実である。静脈血が返ってくれば透視を確認しながらワイヤーを中枢側へ向かって挿入する。

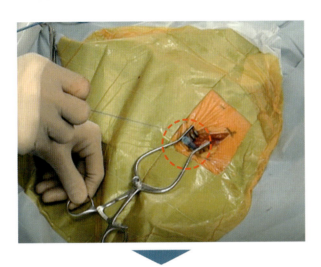

もし穿刺しても静脈にあたらない場合は再度静脈造影をやり直す。2〜3回穿刺に失敗したら再度造影すべきだと考えている。何度も穿刺を繰り返すと穿刺が刺激となり静脈が攣縮を起こすことがあるためである。静脈造影を再度行い穿刺できるポイントを

図14　静脈の攣縮

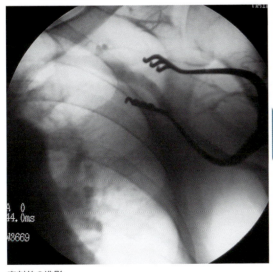

穿刺前の造影

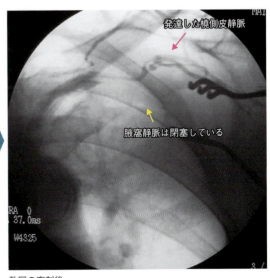

数回の穿刺後

再確認する。

図14に鎖骨下静脈が攣縮を起こした一例を示すが，穿刺の刺激で鎖骨下静脈の本幹は完全に消失し，側副血行路として発達した橈側皮静脈が確認できる。このように静脈が完全に閉塞して穿刺できない場合は，補液しながら10分程度放置するとよい。その間は静脈を刺激してはならない。放置すれば通常攣縮は自然に解消される。穿刺は，挿入しようとするリードの本数分行うのが基本である。1本のワイヤーからシースを用いて2本のワイヤーに交換することも可能であるが，この場合リード同士が干渉して留置に難渋することがある。

⑥2本目の穿刺は，目印になるガイドワイヤーが存在するので穿刺は容易である。1本目の穿刺開始点から5mm程度内側から穿刺を開始し，1本目のガイドワイヤーに接するくらい近い場所の，ワイヤーすぐ下の肋骨をめがけて穿刺する。もとの動画(DVD②)がDVDに収録されているのでこれも参照されたい。

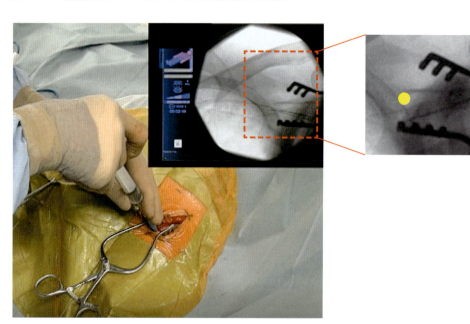

IV 心室リードの留置

Point
▶ スタイレットによるリードの硬さの変化を理解する。
▶ リードは重力の影響を受けて自然と心室中隔に近づく。
▶ 透視でみるリードの動きからリードの状態を想像する。

リードの種類

　リードは大きく分けて2つのタイプに分けられる。タイン型に代表されるpassive fixationタイプとスクリューインリードに代表されるactive fixationタイプである（図15）。スクリューインリードは，さ

図15　リードの種類

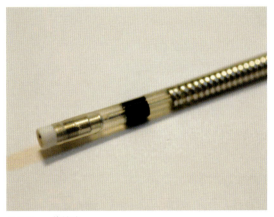

スクリュー格納時

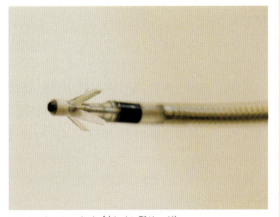

passive fixation タイプ（タイン型リード）

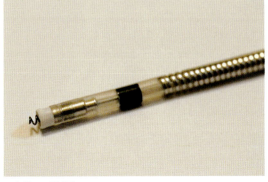

スクリュー露出時
active fixationタイプ
（retractableタイプのスクリューインリード）

らにスクリューがリード先端に格納されるretractableタイプとスクリューがリード先端でむき出しになっていて体内で溶けてしまう保護材でおおわれたsugar capタイプに分けられる。

リード選択における注意点

　リードの選択としては，心房・心室ともに固定がよくどこにでも留置できるスクリューインリードを使用する施設が多いのではないかと思うが，筆者の経験では心房にスクリューインリードを使用すると心嚢水貯留が稀に発生する。このため心室はスクリューインリードを使用，心房はJ型タイン型リードを使用することを基本としている。心房と心室2本のリードを留置する場合は，心室リードから留置を行う。

リードの硬さ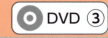

　図16にスタイレットによるリードの硬さの変化を示す。上図①②はスクリューインリードに曲がりをつけたスタイレットを先端までいれて，豆腐の上にリードを押し当てた場合である。リードを先端から離れた場所で把持していても先端に力が加わるため豆腐に穴があく。一方，下図③④は曲がりのスタイレットを先端から5cm抜いた状態で同様に豆腐の上に押し当てた場合である。リードを先端から離れた場所で把持していれば，リード先端は容易に曲がるため豆腐に穴があくことはない。先端に力を加えることができないのである。このように，スタイレットを先端までいれているのと，5cmほど抜いておくのでリードの先端に伝わる力が大きく異なることに注目されたい。

　実際にリードを留置する際には，スタイレットを先端まで入れるのはリードの進む方向付けをするときだけにしておき，リードを心臓の壁にあてる際には5cmほどスタイレットを引くように心がけると穿孔のリスクをゼロに近づけることができる（DVD③）。

図16 スタイレットによるリードの硬さの変化

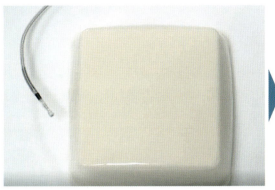

①曲がったスタイレットをリード先端までいれたリード

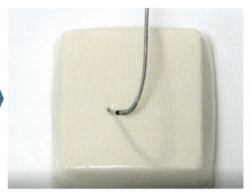

②遠くを把持して豆腐に押し当てると容易に穴があく

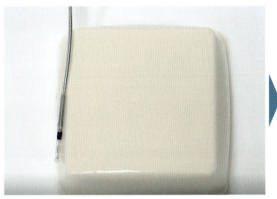

③スタイレットを先端から5cmぬいたストレートリード

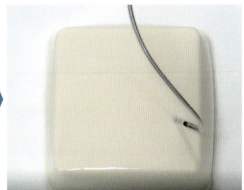

④無理やり押し当て,たわみをつけても豆腐に穴はあかない

心室リード留置イメージ   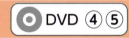

　図17（DVD④,⑤）に心臓模型を用いた心室リード留置のイメージを示す。スクリューインリードには曲がりはついておらず,リード自体はまっすぐである。はじめにストレートのスタイレットを入れておいて右房にリードを進める。図17 **1** は悪い留置のイメージである。

図17 心室リード（スクリューインタイプ）留置のイメージ（**1** 悪い留置イメージ）

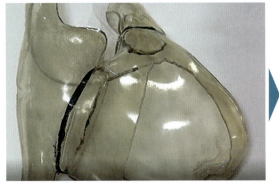
①曲げたスタイレットで右室に誘導

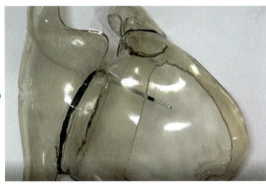
②スタイレットをひいてリードを自由に

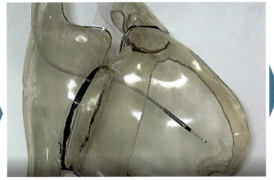
③リード先端が固定されず先へ進む

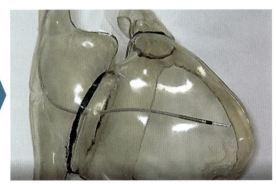
④スタイレットを入れ直して位置を変更

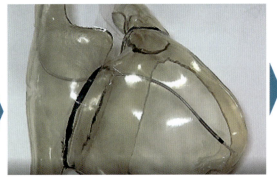
⑤リード先端が心尖部まで進んで固定

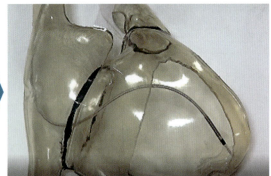
⑥押し込むとたわみがつく

①ストレートのスタイレットを抜き去り，適度に曲がりをつけたスタイレットに交換する。リードが三尖弁輪を越えて右室流出路に進む。
②流出路まで進んだら，スタイレットを5cm程度抜いて先端を柔らかくする。患者は仰臥位で手術を受けているのであるから，リードは重力に従って背側に落ちる，すなわち心室中隔に向かう。無理に中隔に向かせようとしなくても自然と中隔に近づくはずである。
③リード先端が心室中隔にそってすべってしまい心尖部に近づく。

図18 右室心尖部に留置したリード

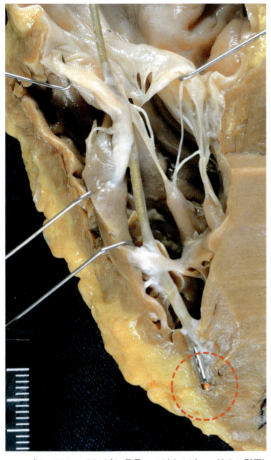

(Heart View 2015年4月号 メジカルビュー社より引用)

④リードの進む向きを変えようとして，再度曲がりのスタイレットを入れてリードを頭側にすすめる．
⑤再度スタイレットを5cmほど引いてリードを進めるが，中隔にひっかかりがなく，滑って心尖部まで進んでしまう．
⑥行き止まりの心尖部まで進んでリードの先端が固定され，それ以上リードを進めようとするとリードがたわむ．リード先端が右室心尖部にあるか否かの確認には透視を右前斜位（right anterior oblique：RAO）20〜30°で確認するとよい．RAO像は右室を長軸方向に眺めることになるので，もし心尖部にリード先端があれば心シルエットの先端にリードが位置することになる．図18は右室心尖部にリードを留置した症例の解剖図であるが，心尖部の心筋は非常に薄いことがわかる．右室心尖部は構造的にも弱いため，スクリューするのには不向きであり避けられたい．

図17　心室リード（スクリューインタイプ）留置のイメージ（2 よい留置イメージ）

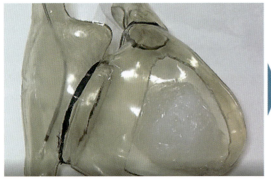

①右房に進めたリードに曲がったスタイレットをいれてゆく

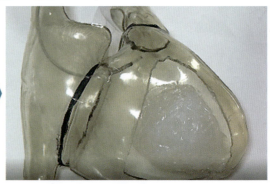

②曲げたスタイレットで右室の流出路近くまで誘導する

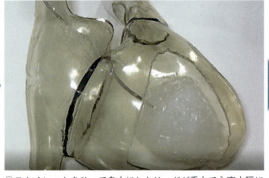

③スタイレットをひいて自由にしたリードが重力で心室中隔に近づく

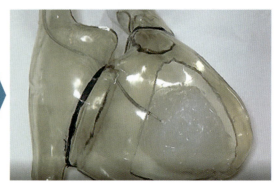

④リード先端が心室中隔にあたり固定される

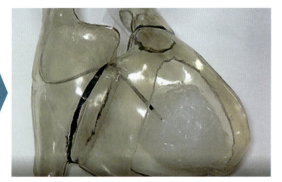

⑤リードを押し込むと先端は移動せずたわみがつく（そのままスクリューする）

図17 2 は右室にスクリューするよいイメージである。
①右房までストレートのスタイレットを入れて誘導する。
②曲がりのスタイレットに変更して右室流出路まで進める。
③スタイレットを5cmほど抜いて，リードが重力で中隔方向に落ちるのを確認しながら進める。実際の右室は図18でもわかるように肉柱や腱索が複雑に絡まっており，リード先端がひっかかり固定されるところがたくさんある。このためリードを進めると中隔のどこかでリード先端が固定される。

④リードを進めようとしてもリード先端の位置が変化せず，リードがたわむことで先端が固定したと判断できる。

⑤スタイレットは引いたままの状態で，リードに適度なたわみをつけておくと，固定のよい場所ならばリードは簡単には移動しない。リードから手を放しても大丈夫である。簡単にリード先端がずれるようならツルツルした壁に当たっていると考えて場所を変えたほうがよい。

スクリューする前に簡単な確認をする。スクリューを何度も抜き差しするのは避けたいので，1発でよい留置場所を見つけるためである。まず透視を左前斜位 (left anterior obligue：LAO) 30〜60°で，リード先端が中隔方向に向いていることを確認する。LAO像は右室を短軸方向に眺めるビューで，画面右が中隔方向，画面左が自由壁方向になる。リード先端が中隔方向に向いていることを確認しておけばより安心である。リードが画面の右側，中隔方向を向いていることを確認して透視を正面像に戻す。ただし，本当に心室中隔に当たっていることを約束するものではないことに注意が必要である。LAO 60°というような深い斜位をかけると中隔にあたっている確率がより高くなるであろうが，手術中には深いLAO像が得にくい。少なくとも自由壁に向いていないことを確認するくらいのつもりのほうがよいかもしれない。

リードの方向が確認できたら，スクリューする前の波高値を確認する。スクリュー自体が電極であるから正確な値はスクリューしないとわからないが，スクリューする前でもおおまかな値を確認できる。スクリューする前の段階でR波高が安定していること，R波が5mV以上の大きさであることが確認できればスクリュー可としている。スクリューする前の波高値が1mVなのにスクリューすると10mVに跳ね上がることはめったにない。おおよそ同程度の値である。ペーシングするとリードが跳ねて移動してしまう可能性があるので，ペーシング閾値はスクリューした後に計測する。

波高値を確認したらそのまま透視を見ながらスクリューするとよい。スクリューするには心筋にある程度の圧力がないとはじかれてしまうが，スタイレットを引いてリードにたわみがつけているのが適度な圧力になっている点がポイントである。スクリューが出るときにリードの位置が変化することがあるので，スクリューする前の透視画像を保存しておき，スクリューした後の先端位置と比較できるようにすることをおすすめする。頭で記憶したつもりでも微妙な変化に気づくのは至難の業である。呼吸によりリード位置は上下するが，呼吸変動の範囲を超えて位置が異なる場合はリードが移動した，と判断する。

もし，違う場所にリード位置を変更したいときは，スクリューを戻し，リードを引き上げて心筋から先端を外し，右房ないし三尖弁輪付近から再度曲がりのスタイレットをいれて右室流出路までリードを誘導し，同じようにスタイレットを5cm引いて固定される場所を探し直す。同じ操作をしても固定される場所は異なるものである。

計測時の注意点

　目標とする理想的な計測値はおおよそR波高が10mV以上，ペーシング閾値1.0V/0.4〜0.5msec未満である。実際にはR波高が5mV以上，ペーシング閾値1.5V/0.4〜0.5msec未満なら問題ないと判断して使用することが多い。ペーシング閾値に問題がなければ，閾値より少し大きい出力でペーシングしておき，深呼吸や咳払いでペーシング不全がないかを確認する。さらに最大出力でペーシングしてみて横隔神経刺激がないかを確認する。右室のペーシングで横隔神経が刺激されることは稀であるが，やせた患者の心尖部のペーシングで出現することがある。横隔神経刺激がある場合は，かなり心尖部に留置されていることが疑われるので場所を変更する。

　不整脈源性右室心筋症（arrhythmogenic right ventricular cardiomyopathy：ARVC）など特殊な疾患では，R波高が2〜3mVしかとれないことも稀ではない。何点か場所を変更してもよい部位が見つからない場合には，R波高が安定していれば2〜3mVでも許容範囲と思われる。

　植込み直後のペーシング閾値が高い場合は，あわててやり直さないほうがよい。もしペーシング閾値は高いがR波高は安定して十分に拾える場合，スクリューしたことによる一過性の心筋障害でペーシング閾値が高くなっているだけかもしれない。このような場合には，5分ほど時間をあけて再度閾値を確認してみるとよい。R波高が低い場合は時間をあけてもペーシング閾値の劇的な改善は期待しがたく，この場合には早々に違う場所を探し直したほうがよいと思われる。

心室リード植込みの流れ（実手技）　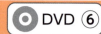

　実際の心室リード植込みの流れを図19（DVD⑥）にまとめる。
　ここでは心室にretractableタイプのスクリューインリードを使用すると仮定して説明するが，ここで解説するリード操作法はsugar capタイプのスクリューインリードには当てはまらないので注意されたい。解説する方法でリード留置を行えば，初心者でも安全にスク

リューインリードを使用できると考えている。透視は正面像を基本とし，必要な場合のみ斜位を確認する。図19およびDVD⑥の透視像はすべて正面像である。

　①右房までストレートのスタイレットを入れて誘導する。
　②曲がりのスタイレットに変更する。曲がりのスタイレットは自作すると先端まで曲がりのついたカーブを作ることができる。
　③曲がりのスタイレットでリードを右室流出路まで誘導する。
　④流出路まで進んだらスタイレットを5cmほど引く。リードは重力で中隔方向に向かい，リードを進めると中隔に沿って進む。

図19　心室リード（スクリューインリード）の留置

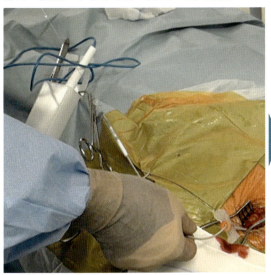
①右房にリードをすすめる

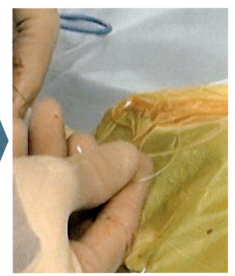
②スタイレットに曲がりをつける

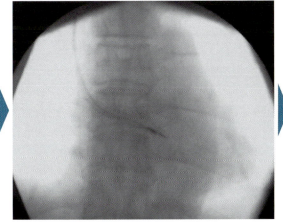
③曲がりのスタイレットで右心室に誘導

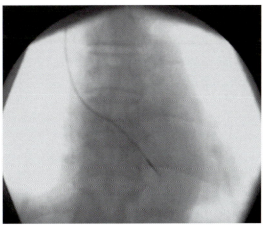
④先端をフリーにしてスタイレットを引いてリードを進める

図19 心室リード（スクリューインリード）の留置（続き）

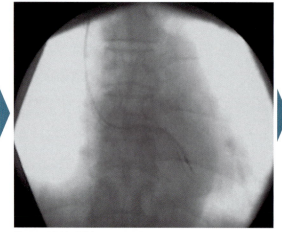

⑤リード先端が固定したわみがつく

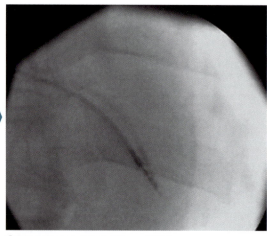

⑥たわみがついたままスクリューを出す

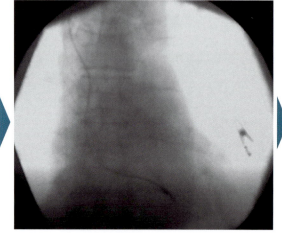

⑦曲がりのスタイレットを抜く

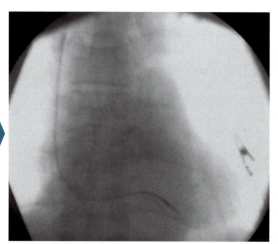

⑧リードに適度なたわみをもたせる

⑤リードを進めようとしてもリード先端の位置が変化せず，リードがたわむことで先端が固定したと判断できる。

⑥簡単な計測ののち，スタイレットは引いたままの状態でスクリューする。

⑦スクリューできたら曲がりのスタイレットを抜き去る。このとき，リードのたわみが大きく変動するのでリード先端の位置が変化しないことを確認する。

⑧ストレートのスタイレットを上大静脈あたりまで挿入しておくとリードのたわみを調整しやすい。適度にたわませておいて心房リードの留置に移る。

Ⅴ 心房リードの留置

> **Point**
> ▶ 慣れるまでは心房はタイン型リードが安全。
> ▶ リードを曲げ始める高さと回転の組み合わせが重要。
> ▶ リードを釣り上げてくるとリードのひっかかりがわかる。

　続いて心房リードの留置にうつるが，ここではJ型タイン型リードを用いて説明する。心房にスクリューインリードを使用することに問題はないが，筆者の経験では高齢者や小柄な女性などに心房スクリューインリードを使用すると心嚢水貯留の合併症が発生しやすい印象がある。この経験から心房にはタインのついたpassive fixation leadを用いることにしている。右心耳にリードが入り込むイメージがわかるまではタイン型を用いて慣れるのがよいのでは，と考えている。心房専用につくられたJ型タイン型リードは，プレシェイプされており，スタイレットが入っていない状態では曲がりの強いJ型をしていて，右心耳にJ型の先端が入り込んで安定する。

心房リード留置イメージ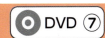

　心室リードと同様に図20（DVD⑦）に模型を用いたリード留置のイメージを示す。

図20　心房リード（J型タイン型）留置のイメージ

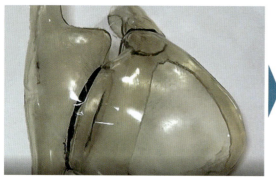
①ストレートのスタイレットを入れて右房までリードを進める

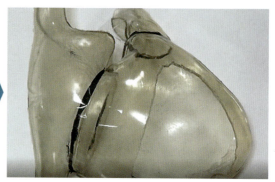
②スタイレットを引いてJ型にし，リードを時計方向に回しながら押し進める

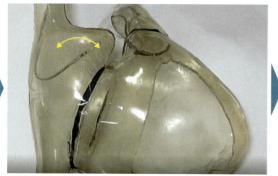
③心耳に入るとリードがワイパーのようにスイングする

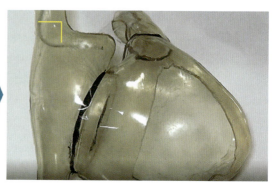
④リードの曲がりが直角になるくらいまでリードを引き上げる

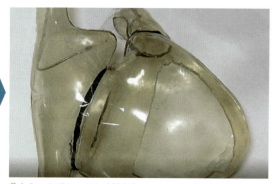
⑤もういちどリードを時計方向に回しながら押し進めて収まり具合を整える

①まず，J型リードにストレートのスタイレットを先端まで挿入しておき，リードをまっすぐにしておいて，右房の上1/3くらいまでリードを進める。
②スタイレットを抜いてくるとリードがJ型になるが，J型にすると同時にリードを時計方向に回しながらリードを押し進める。回すときにはリード本体とスタイレットを一緒に回すとトルクがリードに伝わる。
③リードが右心耳に入るとリードがワイパーのようにスイングする。右心耳に入り込まないときは，再度スタイレットを入れてリー

ドを右房内でまっすぐにし，スタイレットを抜いてJ型に曲げ始める高さを変えてみるとよい。曲げ始める高さと時計回転の程度の組み合わせが心臓の形にあえば必ず右心耳に入り込むので，繰り返しトライするとよい。

タイン型リードはタインを右心耳の構造物にひっかけているだけなのでリードの脱落が起こりやすい。

④脱落を防止するためには，タインが心耳の組織に引っかかり簡単に先端が外れないことを確認するとともに，右心耳のできるだけ奥にリードを留置するとよい。このため，右心耳に入ったと思われるリードを少し引き戻し，先端が引っかかっていることを確認する。具体的にはJ型リードの曲がりが90°になるくらいまでゆっくりと引き上げる。J型リードのJはもっと急峻に曲がっているものであるから，90°になるということは先端が引っかかっている証拠である。

⑤そして再度時計方向に回しながらリードを進める。このときに，リード先端の位置がさらに心耳の奥に進むことがある。右心耳はLAO像で画面左に位置するため，リードが右心耳に留置されていることを確認するとよい。

心房リード植込みの流れ(実手技)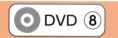

実際の症例を図21（DVD⑧）に示す。透視はすべて正面像である。
①まず，J型リードにストレートのスタイレットを先端まで挿入しておき，リードをまっすぐにしておいて右房の上1/3くらいまでリードを進める。

図21　心房リード（タイン型）の留置①

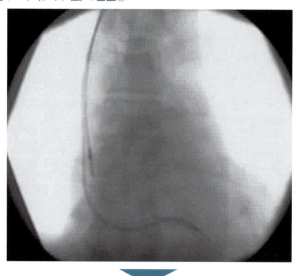

②スタイレットを抜いてくるとリードがJ型になる。

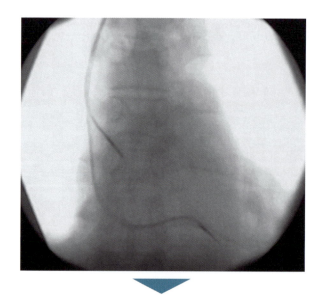

③J型にすると同時にリードを時計方向に回しながらリードを押し進める。

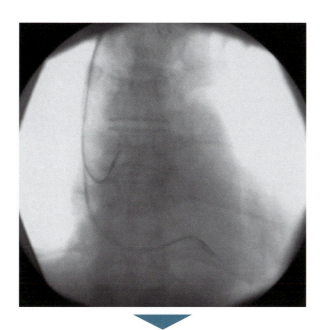

▼

④タインが心耳の組織に引っかかっていることを確認するため，J型リードの曲がりが90°になるくらいまでゆっくりとリードを釣りあげる。

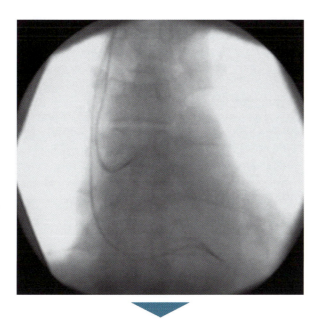

▼

⑤再度時計方向に回しながらリードを進める。

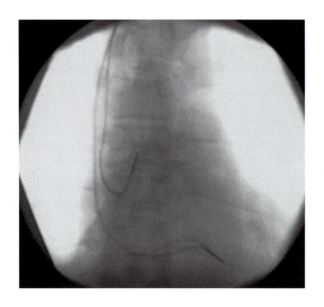

計測時の注意点

　active fixationリードに比べると，passive fixationリードのペーシング閾値は植込み直後から安定している。植込み直後の計測値が芳しくない場合は留置をやり直してみる。J型リードは留置場所を自由に選べるものではないが，同じ操作をして同じように右心耳に留置しても微妙に場所が変わって計測値も変化するものである。心房波高値は2〜3mVのことが多いが，それより小さくてもペーシング閾値等に問題がなければ許容していることが多い。

　右心耳の場所は個体差が大きいが，右心耳が右室寄りに存在する症例では，右心耳においたリードで心室波が記録されることがある。心房波とダブルカウントしないか，ダブルカウントする場合には心室波を隠すために感度を鈍くすると心房波が見えなくなってしまわないか，を必ず確認する。ペーシング閾値は2V/0.4msec程度以下であれば実用十分と思われる。

VI リードのたわみ

Point

▶ 安全に留置したリードはたわみをつけても大丈夫。

▶ 体形によってたわみ具合を調整する。

▶ 特にタイン型リードはたわみがなくならないよう注意する。

　リードに過度のたわみがあると心穿孔のリスクが心配だが，たわみが少ないと術後のリード逸脱が心配だ，という声をよく聞く。前述のように，スタイレットを奥まで入れずにリード留置を行うよう心がけていれば，ある程度リードのたわみがついていてもさほど心穿孔を心配することはない。問題はどの程度のたわみが妥当か，ということである。

「適度なたわみ」とは

　適度なたわみは症例により異なるため，ある程度の経験は必要だが，図22と図23に対照的な2例を提示する。それぞれ中肉中背の中年男性患者と肉付きのよい中年女性患者の術中術後のリードのたわみの変化を示すが，図22ではリードのたわみがほとんど変化していないが図23では術後の立位のX線画像でリードがかなり吊り上がり，リードのたわみがとれてしまっている。この違いはリードの固定部位，すなわち大胸筋の位置が移動するかどうかである。

　次項に記述するように，リードの固定用スリーブは大胸筋と固定する。図23のような症例では，立位になると乳房の重さで大胸筋自体が下がるため，いくらスリーブでしっかり固定できていても，たわみ具合は変化してしまうのである。これは大胸筋で固定する限りやむを得ない現象であり，患者にあわせてたわみ具合を調整するより他はないと考えている。特にタイン型リードは牽引に弱く外れやすいので，穿孔を恐れるよりも十分なたわみをつけておいたほうが無難であろう。なお，リードのたわみの微調整をする際は，ストレートのスタイレットを上大静脈あたりまで挿入しておくとリードの操作がしやすい。

図22 リードのたわみ①

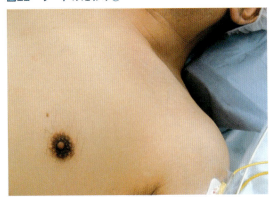

中肉中背・男性の場合（ICD症例）

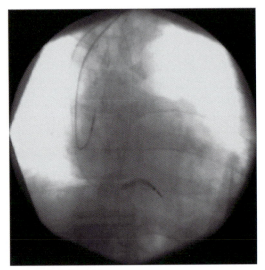

術中透視画像（仰臥位）

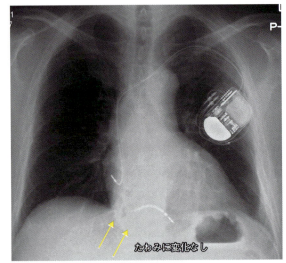

術後X線画像（立位）

図23 リードのたわみ②

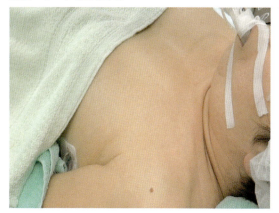

肉付きのよい中年女性の場合（ICD症例）

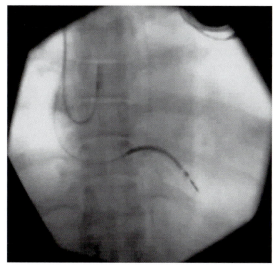

術中透視画像（仰臥位）

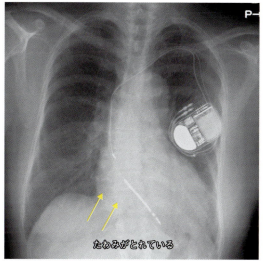

術後X線画像（立位）

たわみがとれている

VII リードの固定と本体の収納

Point

▶ リードをしっかり固定するのは意外と難しい。

▶ 余ったリードは自然な形に巻いて本体の下へ。

▶ リード刺入部からの出血に注意。

おすすめのリード固定法

リードの固定は緩いと意味がないし，きつすぎると物理的にリードを傷める恐れがあるため適度な締め具合が求められる。リードボディを直接縛ることなく，必ずリードスリーブを介して固定する。リードの固定と本体の固定には3-0ナイロン糸を用いている。ナイロン糸はすべりやすいので緩まず締めるのは慣れが必要なため，筆者は図24のようにして緩みを防止している。図24ではスポンジを大胸筋に見立て，糸は見やすいようにナイロン糸でなく絹糸を使用している。

①まず，固定する場所の大胸筋に糸をかけ結ぶ。この糸が外れると元も子もないので，ある程度の量の大胸筋を拾うようにする。大胸筋をきつく締めすぎると阻血に陥るため，注意する。糸の結び目はしっかり締める。

②大胸筋にできた結び目とスリーブをしっかり固定する。まず，スリーブの溝に合わせて一結びする。

③左右の糸それぞれをスリーブの下を通してスリーブに巻き付ける。

④溝の上で緩まないようにくくる。②でつくった結び目が糸の摩擦抵抗を増やすので緩みにくく，慣れが不要である。

⑤各リードそれぞれに2カ所ずつ，スリーブの溝に合わせて糸で固定する。なおリードの固定の前にスタイレットは抜いておく。

図24 リードの固定と刺入部の止血

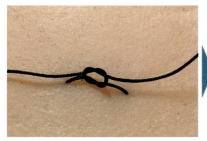

①大胸筋に糸を固定する（大胸筋は締めず，糸はしっかり締める）

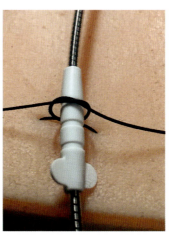

②スリーブの溝に合わせて一度くくる

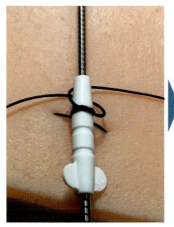

③左右からスリーブの下を通す

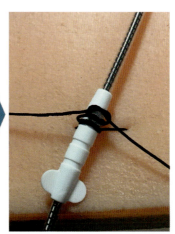

④スリーブをまわした糸でスリーブを固定する

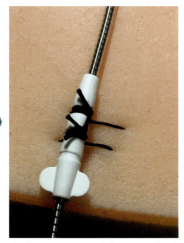

⑤1本のリードに2か所ずつスリーブの溝に合わせて固定

Ⅶ　リードの固定と本体の収納　　53

図25 刺入部の巾着縫合

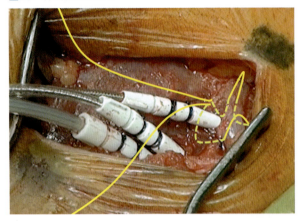

　また，参考のために図25にリード刺入部の出血対策を示すが，刺入部の出血が多い場合や，シースとリードのギャップが大きい場合（例えば9Frのシースから5Frの左室リードを留置した場合など）には，このように刺入部の大胸筋に巾着縫合を加えるとよい。リードに針があたらないよう注意するのはいうまでもない。筆者は大きめの針付き4-0合成糸を使用している。

皮下ポケットへの本体収納

　本体の収納は図26に示すようにリードを刺入部から自然にループをつくり，リードの上に本体を乗せる形で収納する。本体の固定はリードと同様に3-0ナイロン糸を用いて大胸筋に結び目を作ったのち，固定用穴に通して固定する。ペースメーカは軽いため，本体は1カ所の固定で十分と考えている。

図26　本体の収納

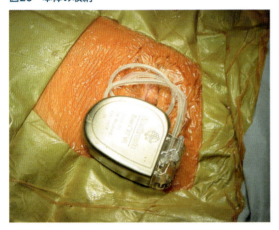

リードは自然なループを作って格納

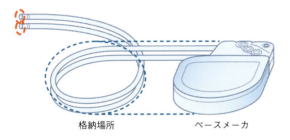

格納場所　　　ペースメーカ

Ⅶ　リードの固定と本体の収納　　55

VIII 閉創

> **Point**
> ▶ 層を意識してきれいに閉創する。
> ▶ 慣れると連続縫合は速くて簡単。
> ▶ 結び目の処理がポイント。

　閉創は術後の感染を減らすためにも重要である。創を治すことは最低限必要なことであるが，できれば美容的にもきれいに仕上げたいものである。閉創の方法は単結紮でも，連続縫合でも，慣れた方法で行えばよいが，ここでは筆者が愛用している連続縫合を紹介する。吸収糸を用いて完全に埋没縫合にするので抜糸の必要がなく，美容的にも喜ばれる。皮下組織を3-0の吸収糸（PDS, ETHICON）で2層に，真皮を4-0の吸収糸（PDS, ETHICON）で1層に，合計3層に縫合している。皮下の何もなかったところにペースメーカ本体が入るのであるから，当然創を閉じるとテンションがかかる。特に若い患者ではテンションが強くなるので，十分な大きさの皮下ポケットを作成してゆとりをもって閉創することが重要である。

図27　閉創のイメージ図

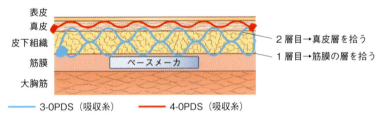

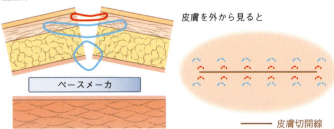

閉創のコツ

　コツとしては，皮下組織の2層を閉じた時点で真皮層が自然と寄り合わさるように縫うことである．真皮層を縫う時は創を締めるのではなく，層をあわせるくらいの感覚で縫うことができれば理想的である．図27に閉創のイメージを示すが，3-0の1層目（一番深い層）は脂肪の下につけた筋膜の層を拾う．2層目は皮下組織を大きく拾って切開線から少し離れた真皮層をかすめるようにする．こうすることで皮膚表面からみるとえくぼが形成され，創が盛り上がり，真皮の層が寄ってくる．

連続縫合の実際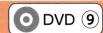

　図28（DVD⑨）に閉創の流れを示す．①〜③が1層目，④〜⑦が2層目，⑧〜⑪が3層目である．
　①1層目は筋膜のついた脂肪の最下層を拾う．1層目の縫い始めで皮下組織下の深い位置に結び目をつくり，そのまま連続して縫合してゆく．3-0の糸で1，2層を連続して縫うので3-0の縫い始めと縫い終わりの場所は同じである．縫い始めに結び目を作った針のついていない方の糸は残しておけばよい．2層目を縫い終えた時の結び相手になる．

図28　実際の閉創の流れ

1層目

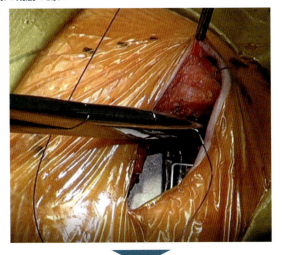

②筋膜を拾いながら連続縫合をすすめる。

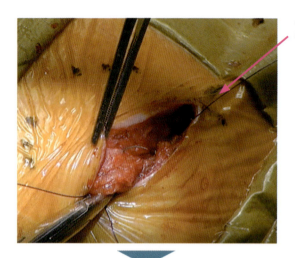

折り返した糸の結び相手に残しておく

③1層目を縫うときに糸を拾う度に糸を締める必要はない。縫おうとする組織に空いたスペースがないと縫いにくいので，創の端から端まで1層目を緩く縫って，2層目に移る前に靴紐を締めるのと同じように縫い始めのほうから順に糸を締めるとよい。きつく締めすぎると組織の血行が阻害されるため，適度な締め具合にする必要がある。創の端から糸を引っ張って一度に創を締めることは，締める強さが部位によってバラバラになるので避けられたい。この創の締め方は2層目，3層目にも用いることができる。

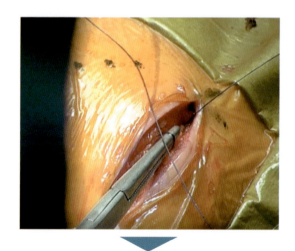

④2層目の縫合が真皮層を寄せてくるのに重要である。2層目は切開線から少し離れた位置の真皮を拾うようにする。皮膚にえくぼができるのが確認できるが，針糸が皮膚を貫かないよう注意しながら連続縫合する。

ここから
2層目

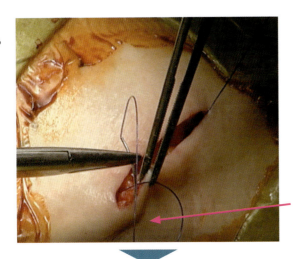

真皮層を引っかけるとえくぼができる

⑤最後に組織を締めて残しておいた結び相手の3-0と結び目をつくる。

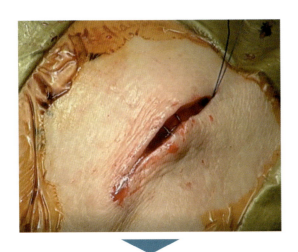

⑥2層目を縫い終えたときに真皮に段差ができないよう，縫い合わせる層が同じ層になるよう心がける。段差のある状態で無理に4-0の糸で層をあわせようとすると死腔ができてしまうからである。

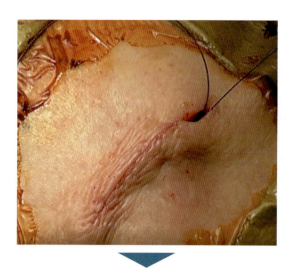

⑦3-0の糸で作った結び目は，できるだけ皮下組織深くに収まるよう押し込むとよい。

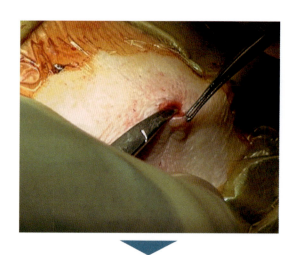

⑧4-0は1層のみで真皮縫合するので，縫い終わりは縫い始めの反対側になる。
真皮を拾って結び目をつくる。連続で縫わないほうの結び目を作った針のついていない糸は，最後の結び相手となるので残しておく。

ここから
3層目

対側から連続縫合した結び相手になる

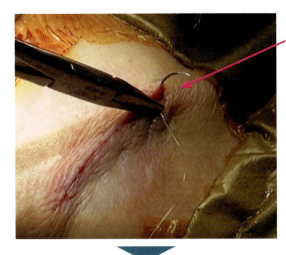

⑨対側の端の真皮に結び目を作り，真皮層を連続縫合する。

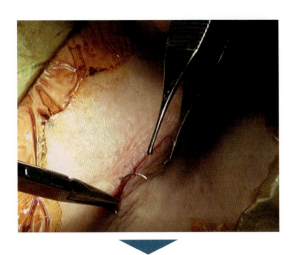

⑩3層目をゆるく縫い終えたら，手前から適度に締める。

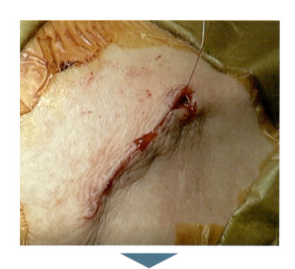

⑪4-0の結び目は真皮層に残るので，これが術後の表在感染の原因になることがある。4-0の結び目ができるだけ下に位置するよう皮下をくぐらせるとよい。

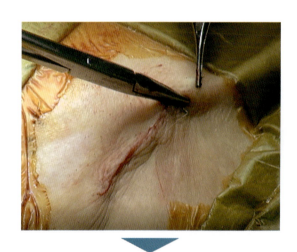

⑫ハイドロゲル創傷保護材（カラヤヘッシブ：アルケア）を貼って終了である。

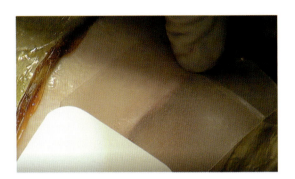

術後のケア

> **Point**
> ▶ ガーゼ圧迫は皮下ポケット全体を覆うように．
> ▶ 創部は毎日消毒する必要はない．
> ▶ 術後の安静は数時間で十分．

　植込み後の局所には，図29のようにガーゼを厚くのせて伸縮性のあるテープで軽く圧迫している．皮膚が弱い患者では皮膚表皮剥離が問題になることが稀にあるが，皮膚保護用皮膜（キャビロン：スリーエム）の使用で多くの場合，予防可能である．圧迫のポイントは，皮下ポケット全体を軽く圧迫することである．ガーゼを広く厚くのせておき，テープの伸縮性に頼るのではなく，ガーゼの反発力でポケットを押さえる程度でよい．筆者はこのガーゼ圧迫を2日間続けるようにしている．

　創部に貼ったハイドロゲル創傷保護材は術後4～5日で抜去するが，それまでは消毒は行わない．図30にハイドロゲル創傷保護材をはがした創の状態を示す．図30aのように保護材の中に表皮からの出血が溜まることがあるが，保護材をはがすと図30bのようにきれいに除かれる．以後はシャワー可とし，特別な消毒は行っていない．

　術後は特別な安静は必要ないと考えているが，モニター心電図の確認を兼ねて術後2時間はベッド上安静とし，その後は病棟内歩行可と

図29　皮下ポケットの圧迫

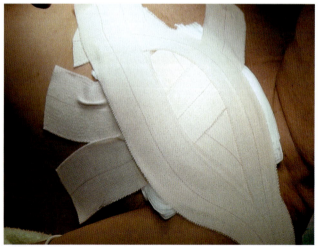

厚いガーゼをテープで軽く圧迫

図30　術後4〜5日の創の状態

a：保護材に出血が見られる

b：保護材をはがした状態

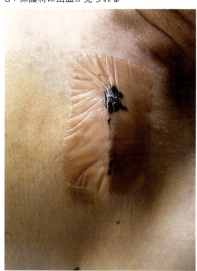
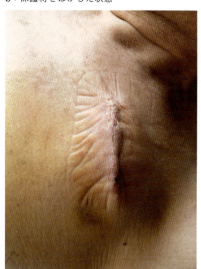

している．上肢の動作制限についても特に必要ないと考えているが，目安として1カ月間はゴルフやテニスなどの運動と温泉など大衆浴場の使用を控えるよう指導している．過度な運動制限は肩関節の固縮につながる恐れがあり推奨されない．1カ月以降はゴルフなども制限していない．腕立て伏せや懸垂など，リード挿入部が突っ張るような動作を繰り返し行う運動は，リードへの影響を懸念し時期を問わずおすすめしていない．

第2章

ペースメーカ交換

I 交換術の注意点

Point

▶ 交換術の感染率は新規よりも高率。油断してはいけない。

▶ 瘢痕組織はうまく処理して新しいペースメーカを楽々収納。

▶ 電気メスによるリードの損傷に注意する。

交換術はトラブルがなければ手早く簡単に終わる手技であり，若手の先生が任されることも多いのではないだろうか。しかし，新規植込み症例と比べると感染の合併頻度が高いことが示されているし[1]，皮下組織の乏しい症例では縫合も難しい。油断せずに対応することが求められる。手術前の準備や消毒の仕方は新規症例と同じである。

交換時には古い本体を取り出す必要があるが，切開線が本体の真ん中にあると取り出しにくいので，図1④に示すように真ん中よりも少し内側にずらして切開すると取り出しが楽である。交換術で皮膚切開をする際には，リードが本体の上を走行していないかを必ず確認する。皮膚の上から触るだけではリードの有無はわかりにくい場合もあるので，麻酔はリードがないと確認できた深さまで行い，リードがないことを確認しながら少しずつ麻酔を追加するようにするとよい。

感染していない本体交換の症例でも，瘢痕組織を培養すると細菌が検出される，という報告があり[2]，これが新規植込みよりも交換術のほうが感染率が高い原因ではないか，と考えられている。感染予防の観点から瘢痕組織をすべて取り去るほうがよい，という意見の先生もおられるが，ポケット組織を取り除くと感染率が低下するというエビデンスはない。

筆者は古いポケットの瘢痕組織は取り去る必要はないと考えている。交換の際にポケット組織を取るか取らないかの二群で比較した前向き研究であるMAKE IT CLEAN試験[3]では，両群間に感染率には差がなく，ポケット組織をとったほうが血腫形成が多かったという結果であった。ポケット組織に切れ目をいれてポケットを広げるだけで十分である。出血することはあるが，小さい血管であり，層が正しければ簡単に止血できる。直視下によく観察して確実な止血を心がけられたい。

図1 切開線の位置

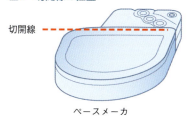

　リードに電気メスを直接あてると熱によりリードの被膜が傷むので，リードに電気メスが触れることは極力避けるべきであるが，避けられない場合もあろう。リードに電気メスが触れる場合でも，できるだけ短い時間電気メスを使用するようにする。また，熱によるリード損傷のリスクを軽減させるため，交換時には電気メスの出力を10～20Wに下げ，凝固モードのみを使用している。リードの素材によっても耐熱性が異なる。シリコンは熱に強い素材であるが，ポリウレタンは熱に弱い。ポリウレタンのリード（FINELINE：Boston Scientific社など）は電気メスが絶対触れないように特に注意が必要である。

　本体から取り外したリードは，リード先端電極に黒ケーブル（⊖極）を，端から2番目の電極に赤ケーブル（⊕極）をつないで計測する。また，双極ペーシングではなく単極ペーシングで使用している場合，ペースメーカ本体を体外に取り出すとペーシングができなくなってしまうので注意が必要である。単極ペーシングではペースメーカ本体をひとつの電極として使用しているからであり，リードの先端電極との間で電気を流し心臓を刺激している。ペーシングが必要な症例では常にペースメーカ本体と皮下組織を，それぞれを把持するケーブルでつないでおく。単極ペーシングでリードのチェックをする際は，リード先端電極に黒ケーブル（⊖極）を，皮下組織に赤ケーブル（⊕極）を挟んで計測する。

1) Poole JE, Gleva MJ, Mela T, et al：Complication rates associated with pacemaker or implantable cardioverter-defibrillator generator replacements and upgrade procedures：results from the REPLACE registry. Circulation 122：1553-1561, 2010.
2) Rohacek M, Weisser M, Kobza R, et al：Bacterial colonization and infection of electrophysiological cardiac devices detected with sonication and swab culture. Circulation 121：1691-1697, 2010.
3) Lakkireddy D, Pillarisetti J, Atkins D, et al：Impact of pocket revision on the rate of infection and other compLications in patients requiring pocket manipulation for generator replacement and/or lead replacement or revision（MAKE IT CLEAN）：A prospective randomized study. Heart Rhythm 12：950-956, 2015.

Ⅱ リードチェックのコツ

Point

▶ チェックの仕方を工夫することで脈の結滞を最小限にする。
▶ 単極ペーシングを活用する。
▶ 自己脈の出ない症例では経皮ペーシングの準備をしておく。

　自己脈がない患者ではあらかじめテンポラリーペーシングリードを入れておくことをルーチンとしている施設もあるが，筆者は交換時には基本的にテンポラリーペーシングは不要と考えている。感染のリスクとなる異物はないに越したことはない。

　コツ[1]：リードの接続を外す前に，自己脈がある症例ではできるだけ自己脈を出すように努力する。DDDモードやVDDモードでP波に同調して心室ペーシングしている場合にはVVIモードに変更する。Vペーシング率100％のケースでもVVIモードで心拍数をVVI40bpm等までゆっくりと下げてくると自己脈が出現することが多い。

　コツ[2]：洞不全症候群で100％心房ペーシングをしている場合，心房ペーシングレートを下げても自己脈が出現しないことがある。しかし，この場合は多くが心房ペーシング-心室センシングの状況を作れるので，心房ペーシングをしておいたままで心室リードの接続を外し計測ケーブルにつなげばよい。その後，心室ペーシングをしておき，もう1本の計測ケーブルで心房リードをチェックすればペーシングが脱落することはない。

　コツ[3]：房室ブロックまたは徐脈性心房細動で100％心室ペーシングに依存しており，自己脈がまったく出ないケースが最大の問題であるが，この場合でも図2に示すように，単極ペーシングを活用すればよい。

　まず，心室リードの接続を外す前に図2②のように計測ケーブルの⊕極で皮下組織を挟んでおく。テスターのペーシングを開始しておき，心室リードを外し，手早くケーブルの⊖極でリードの先端電極を挟む。これで単極ペーシングが開始される。その後，図2③のように⊕極を皮下組織からリードの2番目電極に移動すれば双極ペーシングになる。このように，単極ペーシングを間に挟むことで自己脈のない症例でもペーシングの脱落を最小限に抑えることができる。テンポラリーペーシングリードの使用を考慮すべき症例は，コツ[3]の自己脈がまっ

70

たくないケースで，かつ心室リードがきわめて古い場合である。ペーシングリードはかなり長期間使用できるが，次第に被膜が劣化してくる。本体の交換はリードの異常が出始めるきっかけにもなるため，20年以上（おおよその目安）使用しているリードのペースメーカ本体交換では注意されたい。

自己脈が出ない，リードが古い等の理由で万が一の場合にリスクが高いと思われる症例でテンポラリーペーシングを併用しない時は，ペーシングができるようあらかじめ胸壁にパッドを貼っておくと安心である。

図2 リードチェックのコツ

自己脈がない場合の交換

①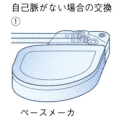

②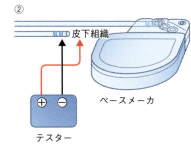

③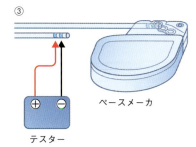

Ⅲ 交換の実際

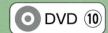

> **Point**
> ▶ ペースメーカの真ん中ではなく，少し内側に切開線をおくと取り出しやすい。
> ▶ リードを傷つけないように注意して少しずつ麻酔する。
> ▶ ある程度リードを露出させたほうが確実に接続できる。

図3（DVD⑩）に実際の交換術の流れを示す。

①リードに注意しながら麻酔する。

図3　ペースメーカ交換の流れ

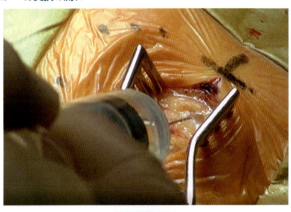

②ペースメーカ本体またはリードが見えてきたら，少し露出させる。露出させた本体またはリードを足がかりに，ポケット組織との隙間を作りながら本体を露出させてゆく。

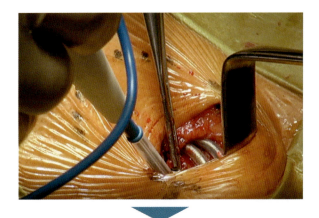

③リードが絡まない本体部分を攝子や鉗子で把持できれば剥離しやすい。十分剥離できたら本体を取り出す。

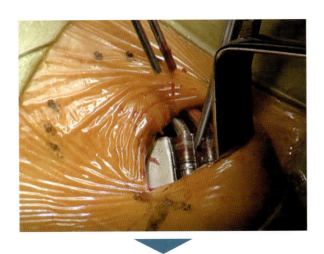

④リードもある程度は露出させ，フリーにしたほうが接続の付け外しが無理なく行える。

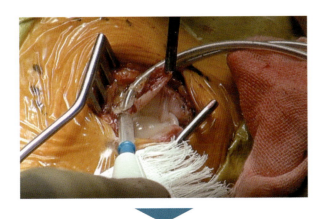

⑤リードの付け外しの準備ができたら，ポケットのサイズを確認する。最近のペースメーカ本体は，新しいほうが小さい，というわけではなく，無線通信用のアンテナが内蔵されるなど高機能化によりサイズアップする場合もある。

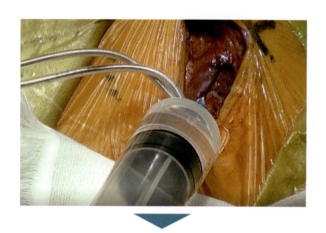

⑥麻酔を追加した古いポケットに電気メスの凝固モードで穴をあけ，ポケット組織を広げる。

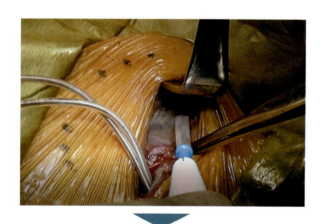

⑦リードを外した後の瘢痕組織が分厚く，ポケット内を大きく占拠して邪魔になることがある。このような場合には瘢痕組織を取り除いてやるとよい。瘢痕組織の下にある筋膜に麻酔をする。

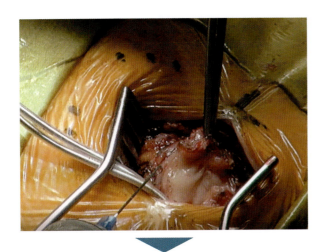

⑧電気メスで切り取れば止血も容易である。

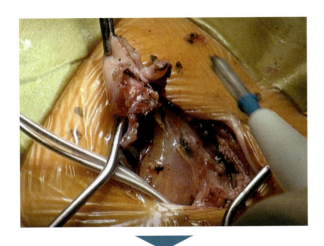

⑨新しいペースメーカのサイズにあわせて広げたポケットに本体を格納し，新規植込みと同じように閉創する。

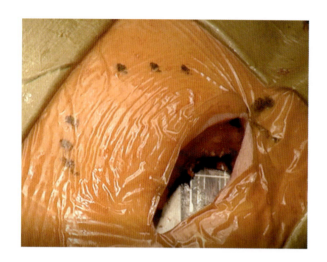

　古いペースメーカを取り出したポケットのサイズが，新しい本体を収めるのに十分な大きさであるかを検討する必要がある。きついサイズのポケットに無理に収めると，創のテンションが強くなり縫合不全にもつながりかねない。ポケットが小さいと感じたら，面倒がらずにポケットを広げることをおすすめする。

　筆者はポケットを足側内側に広げるようにしている。ポケットを広げる層は新規植込みでポケットを作成する層と同じであり，皮下脂肪の下，大胸筋の上に薄く筋膜を残した層である。まず，古いポケットの側面から下面への折り返し部分に麻酔をする。痛みをとるだけでなく筋膜に水分を含ませると筋膜の剥離が容易になるからである。

Ⅳ リードを追加するときの注意点

Point

▶ 必ず事前に静脈造影を行って閉塞の有無を確認する。

▶ 狭窄していてもワイヤーが通過すればチャンスあり。

▶ ロングシースの使用を検討するとよい。

　リードはうまくゆけば30年程度使用できるが，ペースメーカ本体を繰り返し交換する中で，リードが断線したりペーシング閾値が不良になるなどの理由で交換を余儀なくされることがある。交換といっても長年留置したリードは静脈壁に癒着しており，本体のように簡単に取り出すことはできない。

静脈造影の重要性

　使えなくなった古いリードは残しておき，新しいリードを追加するのが一般的である。不要になったリードの処理の仕方は後述する(p86参照)。リードを追加する予定で手術に臨む際には，メスを入れる前に必ず既存のリードと同側の鎖骨下静脈を造影する。

　図4は右側にICDリードを留置1年後にリード断線を生じ，リード追加が必要になった症例である。術前に右鎖骨下静脈造影をすると右鎖骨静脈は完全に閉塞しており，側副血行路が発達して，頸静脈を介して上大静脈〜右房が造影されている。これでは右鎖骨下静脈からのリード追加は行えない。このように，リードの本数が1本だけであっても，リード留置期間が短くても，静脈が閉塞もしくは高度狭窄していることが稀ではない。

　狭窄の度合いの判断には，側副血行路の発達の有無が手がかりとなる。一見静脈が開存しているように見えても，側副血行路が発達している症例は要注意である。リードが追加できないかもしれない，という心づもりで手術の準備をする必要もあるし，患者・家族への説明も違ってくる。

　もし狭窄でリード挿入用のシースが入らない場合，ガイドワイヤーが通過するのであればシースの内筒などをブジーとして用いて閉塞部の拡張を図るとよい。少しずつ太いブジーで拡張すると解決できるこ

交換

図4 閉塞した静脈

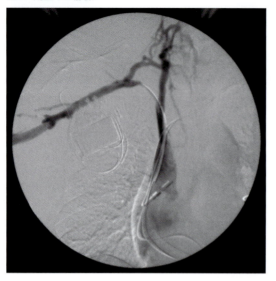

とがある。インターベンションが得意な先生であれば，バルーンを用いて静脈形成を行うのも選択肢であろう[1]。静脈が開存していて鎖骨下静脈にシースが留置できても，上大静脈でリードが引っかかり難渋することがある。リードの追加の際には，右房まで到達するロングシースを使用しておくとその後の手技が容易である。既存のリードによる静脈閉塞・狭窄は予測しやすいが，それ以外に胸部大動脈瘤の圧迫による静脈閉塞・狭窄も稀に経験される。新規植込みの場合であっても，胸部大動脈瘤の手術既往がある場合には事前に静脈造影することをおすすめする。

1) Phan TT, James S, Turley A：Balloon venoplasty of subclavian vein and brachiocephalic junction to enable left ventricular lead placement for cardiac resynchronisation therapy. Indian Pacing Electrophysiol J 13：221-225, 2017.

第3章

こんなときどうする？
トラブル
シューティング

I 心室にタイン型リードを使用するときは、どうしたらよいですか？

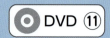

Point

▶ 心室のタイン型リードは心尖部へ留置し適度にたわみをつける。
▶ タイン型リードは留置直後から計測値は安定している。

図1（DVD⑪）に心室にタイン型リードを挿入する際のイメージを示す。スクリューインリードを使用する際に注意点として説明したように，右室心尖部は薄く，組織学的にも弱い構造であるが，タイン型リードで心穿孔を起こすことはきわめて稀であるので，固定のよい心尖部をターゲットとする。スタイレットを先端まで挿入したリードは先端に力が加わるので，スタイレットを約5cm引いてリード先端を柔らかくして心筋に押し当てる操作法は，スクリューインリードと何ら変わらない。

①右房にリードを進めたら，曲がりのスタイレットに交換し，三尖弁を越えて右室流出路付近まで誘導する。

②スタイレットを5cmほど引くと，先端が重力で心室中隔を沿うように心尖部に向かって進む。タイン型リードは組織にタインが引っかかる力と，物理的なリードのたわみで先端に力が加わることで固定を保つリードである。たわみがとれてリードが引っぱられるとリード逸脱の可能性が高くなるので，深吸気時にもたわみを保つことが重要である。物理的に安定するのが「ん」の字の形に収まったときである。リード先端が心尖部で足側を向き，たわみをつけたリードボディが心房壁にあたった状態である。

リード先端が途中で心室中隔の構造に引っかかるときは，一度リードを釣り上げてたわみをとり，先端が外れて自由に動くようにし，もう一度曲がりのスタイレットを先端まで挿入し，リード先端を頭側に進める。その後，再度スタイレットを5cmほど抜いて心尖部に進むよう誘導し直す。

③④リードが心尖部と思われるところで足側を向いて先端が固定されたら，そのままリードをゆっくり進めてたわみをつける。

図1 心室リード（タイン型）留置のイメージ

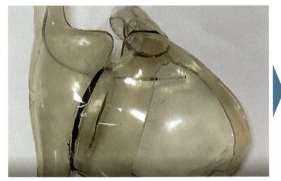
①曲げたスタイレットで右室に誘導

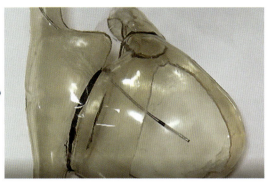
②スタイレットを引いてリードを自由に

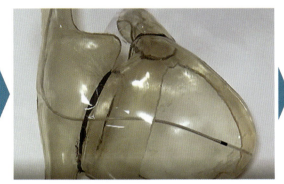
③リード先端が心尖部で固定される

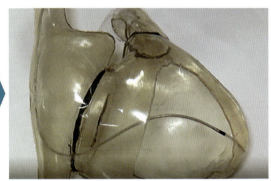
④たわみがつくのを確認しながらリードを押し込む

II 心房にスクリューインリードを使用するときは，どうしたらよいですか？

Point
▶ 右心耳のリードは押すより引くことで壁に接する。
▶ 心房へのスクリューインリード使用時は心嚢水貯留に注意。

心房にスクリューインリードを留置する方法

　心室と同様にretractable typeのスクリューインリードで解説する。開心術後の症例では右心耳が潰れている場合があり，タイン型リードよりもスクリューインリードの使用が望まれる。開心後であれば癒着を生じているため，心嚢水貯留のリスクを懸念しなくてよいのも好都合である。スクリューインリードは留置する場所を選ばないのが長所であり，心房中隔への留置も積極的に行われているが，心房中隔の裏にあるのは左房とは限らない。場所によっては大動脈も存在する。右心耳への留置には心穿孔のリスクがわずかながら存在するものの，留置しやすく，第一選択になることが多いと思われるので右心耳を想定して解説する。スタイレットを先端まで挿入したリードは先端に力が加わるので，スタイレットを約5cm引いてリード先端を柔らかくして心筋に押し当てる操作法は他と同じである。

　図2にイメージ図で示すように，曲がりのスタイレットを先端まで入れて形をつけたリードは右心耳の中で先端が浮いている可能性がある。スタイレットを先端から5cmほど抜くと，リードが柔らかくなり，重力に従って垂れるため，右心耳の壁にあたる。さらに，リードを押すのではなく，釣り上げることでリード先端が右心耳の壁にしっかりと接することがおわかりいただけるであろう。

図2 心房リード留置のイメージ図

a：スタイレットを入れて右心耳へ

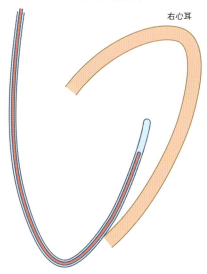

b：スタイレットを抜くと壁にあたる
リードを釣り上げる

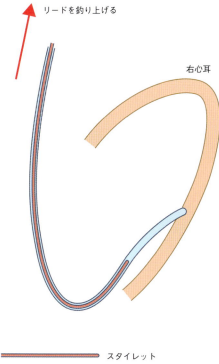

Ⅱ 心房にスクリューインリードを使用するときは，どうしたらよいですか？

右房へのスクリューインリードの留置（イメージ）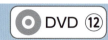

　図3（DVD⑫）に，右房にスクリューインリードを挿入する際のイメージを示す。

　①J型タイン型リードと同様，右房までリードを進めたら，曲がりのスタイレットに交換する。心室に用いるよりも曲がりの半径を小さくしておくと右心耳に向かいやすい。

　②曲がりのスタイレットを先端まで入れながら，同時にリードをスタイレットと一緒に時計方向に回して進めてゆくとリードが右心耳内に入り込む。

　③ここでスタイレットを5cmほど引くと，先端が柔らかくなり重力で右心耳の壁に接する。リード先端が固定されることで判断できる。

　④さらにリードを釣り上げると，より強く右心耳壁に接するので，ここで心房の波高値を確認する。1mV未満の場合はスクリューせずに他の場所を探す。2〜3mVあれば十分と思われる。心室波のダブルカウントなどの問題がないことがチェックできればスクリューする。リード先端位置が変化しないかを透視で確認する。スクリューした後，曲がりのスタイレットを抜いて直のスタイレットに交換して上大静脈あたりまで入れておくとよいが，曲がりのスタイレットを抜く際にリードのたわみが大きく変化するため，リードにはたわみをしっかりつけておいて曲がりのスタイレットを勢いよく抜き去るとよい。

　このように右心耳にリードを留置する際にはリードを釣り上げると壁に当たりやすい，という特徴を理解してリード操作を行うとよい。右心耳以外の場所に留置する際にもリードが心房内でどのようになっているかをイメージすることが重要である。

図3 心房リード（スクリューインリード）留置のイメージ

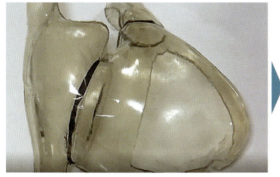
①ストレートのスタイレットでリードを右房まで進める

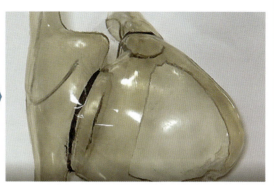
②曲がりのスタイレットを入れてリードを曲げながら，リードを時計方向に回しながら押し込む

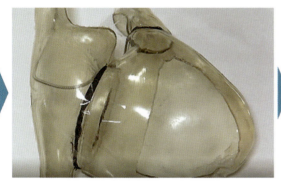
③スタイレットを引くとリード先端が心耳の壁に当たり固定される

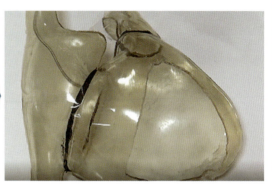
④リードを釣り上げてくると先端がより強く壁に接する（そのままスクリューする）

リードを使い分ける

　前述したが，心房へのスクリューインリードの使用は心嚢水貯留のリスクが避けられない。リードの選択も重要である。若い患者には将来のリード抜去を考慮してスクリューインリードを選択する，という意見もあるが，実際リード抜去を行ってみるとタイン型リードとスクリューインリードでさほど大きな違いはない。それぞれのリードの長所・短所を吟味して選択されたい。

III 不要なリードの処理の仕方を教えてください

Point

▶ 将来リード抜去することを想定して処理をする。

▶ スクリューインリードは切らずにキャップする。

将来を見据える

　不要になったリードを皮下ポケット内に残しておく場合の処理の仕方を紹介する。リードが使えなくなった，不要になっただけであればあえてリードを抜去する必要はないが，静脈が閉塞していて静脈のアクセスが他にない場合やペースメーカ感染を起こした場合にはリード抜去が必要になる。今必要でなくても将来リード抜去が必要になるかもしれないので，将来リード抜去ができるようにリードを処理しておく必要がある。

　リードの断端を絶縁処理する目的でリードキャップが用いられる。リードの接続部にリードキャップをして外れないように糸でしばって固定するだけであるが，残存リードはポケット内の不要な異物となり，特にリードの余剰部分が長い場合はそれなりのボリュームとなるため，リードを短く切ってキャップをしたい場面もあるであろう。この場合，リード抜去の方法を知っておく必要がある。

リード抜去の手順

　一般的なリード抜去の方法は，抜去するリードがスクリューインリードの場合には，まずスクリューを格納し（格納しない場合もあるが格納する努力をしたのちに），適当な長さ（5 ～ 10cm）を残してリードを切断する。タイン型リードの場合は適当な長さ（5 ～ 10cm）を残してリードを切断する。そして，切断した断端からリードを内部から固定し牽引するためのロッキングスタイレットを挿入する。このため，タイン型リードの場合とスクリューインリードの場合で処理の仕方が異なる。

　図4に示すように，スクリューインリードは切らずにそのままキャップをする必要があるが，タイン型リードは切って断端にキャップをしておいてもよい。特にICDリード（三つ又に分れたDF-1リード）の

図4 遺残リードの処理法

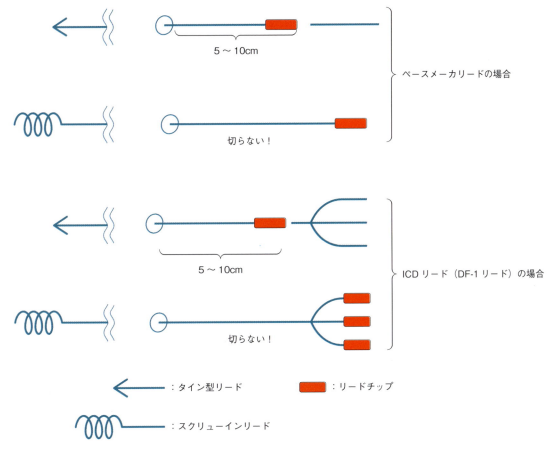

場合にはかなりボリュームを減らすことができる。

タイン型リード切断時の注意点

　タイン型リードを切断する際の注意点は，残すリードの長さである。ロッキングスタイレットを挿入する，など抜去の手技を行う際にある程度のリードの長さがあると手技がやりやすい。刺入部から5〜10cmリードを残して切断しておくとよい。

IV ワルファリン内服中の患者は，どのように対応すればよいですか？

Point

▶ 抗凝固薬や抗血小板薬の必要性を考えて対応する。
▶ ヘパリンブリッジは血腫を形成しやすい。

　ペースメーカやICDの植込みを受ける患者の多くが，ワルファリンなどの抗凝固薬や，アスピリンなどの抗血小板薬を内服している。観血的な手術をするのであるから，止血しやすいようにこうした薬剤は内服していないほうが手術は行いやすいが，一時的であってもこれらの薬剤の内服中止は血栓症を引き起こしかねない。個々の患者がこれらの薬剤を内服している理由を考え，問題なく中止できるのであれば中止するのが妥当であろう。

状況に応じて判断する

　たとえば発作性心房細動が稀に出現する患者で，入院中はモニター心電図で心房細動の有無を確認できる場合は，一時的に休薬している。なお，ワルファリンの場合，内服を再開してもすぐに有効域に戻るわけではないので，長すぎる休薬はおすすめできない。ワルファリンを中止する場合，筆者は術前2日前くらいから中止し，術当日から再開している。

　慢性心房細動や人工弁のためにワルファリンを内服している場合は，中止する危険性が高いと考えられるため，内服継続のまま手術に臨む。術前にプロトロンビン時間国際標準比（prothrombin time-international normalized ratio：PT-INR）を確認し3未満であることを確認するようにしている。

ワルファリン継続？　ヘパリンブリッジ？

　以前は休薬できないワルファリンの場合，ワルファリンを一時止めて，代わりにヘパリン点滴でブリッジする方法が広く用いられていたが，術後に血腫を形成することがあり問題であった。ワルファリンを継続したままにするかヘパリンブリッジするかを前向きに無作為化した研究の結果，ワルファリンを内服継続したほうが血腫形成の頻度が

有意に低かったことが報告されており[1]，ヘパリンブリッジよりもワルファリン継続で，という考えが現在の主流である。

　新規抗凝固薬には大きなエビデンスはないが，基本的にワルファリンと同様，中止できない場合は内服継続で手術を行っている。問題なく中止できる場合は，新規抗凝固薬は当日だけ中止としている。

抗血小板薬の場合

　抗血小板薬に関してはエビデンスが乏しいが，経験的にアスピリンだけであればペースメーカの手術の止血は問題にならないため継続したままで手術を行っている。チクロピジンやクロピドグレルの内服患者は経験的に止血しにくいため，安全に中止できる場合には術前1週間前から中止している。冠動脈ステント留置から日が浅い場合など，中止が危険と考えられる場合には内服継続で手術を行うが，血腫を形成するリスクが高いことを承知のうえで覚悟して手術に臨んでいる。

トラブルシューティング

1) Birnie DH, Healey JS, Wells GA, et al：Pacemaker or defibrillator surgery without interruption of anticoagulation. N Engl J Med 368：2084-2093, 2013.

Ⅳ　ワルファリン内服中の患者は，どのように対応すればよいですか？

V 血腫ができたときは，どのように対応すればよいですか？

Point

▶ 血腫は2週間後くらいから吸収期に入る。
▶ 再手術を必要とする血腫は手遅れにならないうちに対応する。

ガーゼ圧迫が有効

　前述のような対応をしても術後に血腫を形成することがある。術後早期の再手術はデバイス感染の最大のリスクファクターであるから[1]，できるだけ再手術せずに保存的に様子をみたいものである。多くの場合，静脈からの出血が原因であるから，血腫形成が判明した時点で新規ペースメーカ植込みの術後の圧迫（p64図29）と同じように，ペースメーカポケット全体を広くガーゼ圧迫するとよい。ポケット内の圧が静脈圧を上回れば止血されるはずであるから，血腫が小さいうちに内圧を上げるように外から圧迫してやるのである。ソフトボールのようなポッコリ血腫を形成することがあるが，ゴム風船がいちど膨らみはじめるとその後は楽に膨らむように，血腫もひとたび大きくなり始めると一層大きくなりやすく，圧迫も難しくなる。

　ただし，血腫が大きいというだけで再手術すべきとは考えていない。大きく張りのある血腫でも，出血が止まればしばらくすれば潮が引くように吸収されてゆく。

　血腫の観察が最も重要であるが，出血が持続しているかの判断の手がかりの一つになるのが採血データである。出血が止まると，ヘモグロビン値が下がり止まるとともに血小板が上昇してくる。数日おきに採血データをフォローすることをおすすめする。

---

1) Klug D, Balde M, Pavin D, et al：Risk factors related to infections of implanted pacemakers and cardioverter-defibrillators：results of a large prospective study. Circulation 116：1349-1355, 2007.

いつ再手術を決断するか

　一方，再手術に踏み切るべきと考える場面がいくつかある。一つは急速な血腫の形成である。血腫がさほど大きくなくても，急速に血腫を形成すると皮膚が伸展についていけず血行障害を起こす。皮膚は変色し強い痛みを伴う。このような場合は動脈から出血していることが予想され，外からの圧迫では対応できない。緊急対応で再手術を行い，止血する必要がある。

　もう一つの場面が，血腫内部の黒い血が創の一部を破って出てきた場合である。ポケットと外界が交通するため，ペースメーカ感染のハイリスクである。創部は清潔に保ち，可及的速やかに創を開き，血腫を除去した後に再縫合する必要がある。ひとたび内部から出血すると持続的に出血が続くため，開いた穴が塞がらず放置すると感染の機会がどんどん増す。ゆえに外に出血したら再手術すべきである。筆者の経験では手術から2週間以上経過してから内部から出血したことはない。血腫を保存的に見る場合の目安になるであろう。

VI PLSVCが判明したときは、どのように対応すればよいですか？

Point
- 術前に判明した場合は右側植込みに切り替える。
- αループを作るとPLSVCを介したリード留置も不可能ではない。

　左上大静脈遺残（persistent left superior vena cava：PLSVC）は最多の胸部静脈変異であり、健常人で約0.5％に認めるとされる。PLSVCは冠静脈洞につながり右房に開口するためそれ自体問題はないが、ペースメーカの植込み時には問題である。運がよければ術前の胸部X線で気づかれたり、心エコー図検査で冠静脈洞が太いことで気づかれたり、消毒前の左鎖骨下静脈造影の際に気づかれる。

PLSVCの走行

　図5にPLSVCの走行を示す。この症例は術前にはPLSVCの存在に気

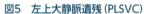

図5　左上大静脈遺残（PLSVC）

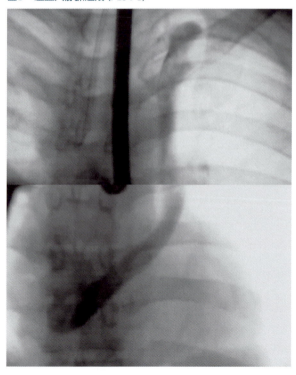

図6 PLSVC経由のリード留置

a：正面像

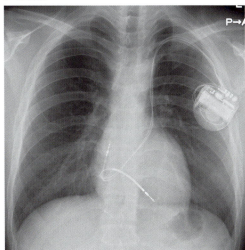

b：側面像

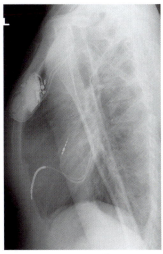

心房，心室ともスクリューインリードを使用している。

づかず，ペースメーカ植込みを開始してからPLSVCが判明し，左鎖骨下静脈からPLSVCを造影したシネ画像である。PLSVCを経由して右室，右房にリードを留置することは不可能ではない。図6にPLSVC経由のICD植込み例を提示するが，PLSVC経由でリードを右室に誘導するには，リードを反転させる必要があり，図6aのようなαループ型になることが多い。心房，心室とも固定場所が選べるわけではないため，スクリューインリードの使用が望まれる。このようにリードの留置は不可能ではないが難渋するため，もし術前にPLSVCが判明した場合には右側からの植込みを行うのが妥当である。

VII 右側からの植込みが必要な場合の方法を教えてください

> **Point**
> ▶ S字型に曲げたスタイレットを用いると容易。
> ▶ 慣れない右側の縫合は難しい。イメージトレーニングも重要。

　多くの施設で左側がペースメーカ植込みの第一選択になっている。それは植込みやすさが一因であろう。左鎖骨下静脈から上大静脈，そして右房に誘導されたリードはそのままのカーブで右室に入るが，図7に示したような右側の植込みの場合には，右鎖骨下静脈から右房に入るカーブと右房から右室に入るカーブが逆になるため少しコツがいる。

右側植込みのコツ

　筆者は右側からの右室へのリード留置には図7cのような二段階に曲げたS字スタイレットを推奨している。直のスタイレットでリードを右房に誘導した後，このS字スタイレットをリードに挿入すると，はじめはリードが右房の自由壁に向くような動きをするが，スタイレットをさらに入れると自然に三尖弁輪の方を向く。リードの先端が三尖

図7　右側植込み

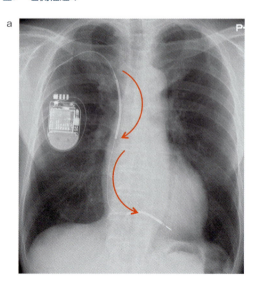
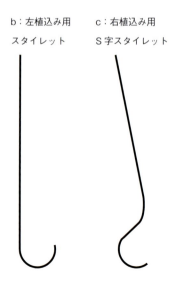

b：左植込み用スタイレット　　c：右植込み用S字スタイレット

弁輪を越えて右室に入れば，スタイレットを5cmほど引くと右室心尖部にリードが進むので，リード先端を右室壁に当てて少したわんだらスクリューすればよい。

　リードの留置もさることながら，右側に作成したポケットの閉創も慣れている左側に比べると難しい。患者の右側に立って閉創するイメージトレーニングをしておくと手術本番であわてることがない。

トラブルシューティング

Ⅶ　右側からの植込みが必要な場合の方法を教えてください　　95

VIII 右室リードが固定できないときは、どうすればよいですか？

> **Point**
> ▶ 右房，右室の拡大した症例では心尖部へのリード留置が困難なことがある。
> ▶ 右室流出路中隔へのリード留置，またはCSリードの使用が解決策である。

　右房が巨大で三尖弁逆流が強度な症例では右室リードの固定に難渋する場合がある。たとえば，不整脈源性右室心筋症（arrhythmogenic right ventricular cardiomyopathy：ARVC）や肺高血圧症を合併した症例である。三尖弁の逆流によりリードが右房側に戻されリード先端の力が伝わらないのである。心尖部寄りにリードを留置すると特にリードが跳ね返される。図8のように心室リードを右室流出路中隔に留置すると安定することが多いので試してみるとよい。リード留置の方法は心尖部中隔にリードを留置するのと同様，スタイレットを少し引いた状態でリードを柔らかくし，重力でリードが心室中隔に向かうのを利用する。どうしても右室内ではリードが安定しない図9のように右室リードの代わりに左室リード（CSリード）を使用すると三

図8　右室高位中隔に留置したペーシングリード

正面像

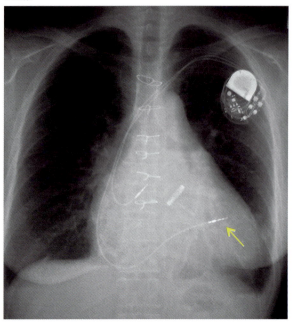

図9　CSリードを用いたVVIペーシング

a：正面像

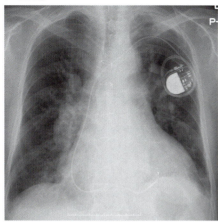

b：側面像

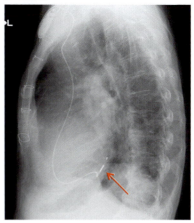

尖弁を越えずに留置できるので固定しやすい。CSリードは常に準備できるとは限らず，急遽CSリードを使用するのは不可能な施設もあるであろうが，トラブルシューティングとしてCSリードが使えると重宝することがある。使い慣れたCSガイディングシースとCSリードを1種類ずつでも常備しておくことをおすすめする。

IX 創部が発赤したときは，どうすればよいですか？

Point
▶ 皮下ポケットの感染なのか，創部の表層感染かで対応が大きく異なる。
▶ 表層感染の場合，ポケット感染に進展しないよう早期対応が望まれる。

　ペースメーカをはじめデバイス治療において感染は最大の敵である。ペースメーカ植込み，または交換後にポケットが発赤した場合は適切な対応が求められる。

ポケット感染か？　表層感染か？

　図10aはポケット全体が明らかに発赤しておりポケット感染と考えられる。リード抜去のステートメント[1]にも示されているように，デバイスのポケット感染は経静脈リード抜去のクラスⅠ適応である。体内異物感染の治療の大原則は異物の除去であり，ポケット感染といってもリードを含めてすべての異物を除去する必要がある。

　一方，図10bは交換後の創治癒不全である。離開した創は浅く，表層感染と考えられる。表層感染はリード抜去のクラスⅢ適応であり，抜去の対象ではない。こうした術後の治癒不全は，縫合糸の結び目

図10　創部異常

a：ポケット感染　　　　　　　　　b：表層感染

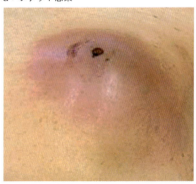
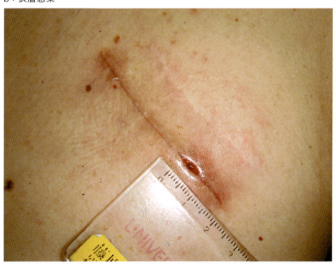

（ノット）の感染であることが多い。ノットを除去し，再縫合することで解決できることがほとんどである。創部異常といっても段階によって対応はさまざまである。表層感染は放置すればポケット感染に伸展する恐れがあるため，術後は創部の観察を怠ってはならない。

1) Kusumoto FM, Schoenfeld MH, Wilkoff BL, et al：2017 HRS expert consensus statement on cardiovascular implantable electronic device lead management and extraction. Heart Rhythm 14：e503-e551, 2017.

X 悩ましい交換例の注意点を教えてください

> **Point**
> ▶ 皮膚の血流を考慮して切開線を決定する。
> ▶ 浅い層にポケットがある場合は筋膜の層に新たにポケットを作成する。

　交換術は簡単だと思われがちであるが，新規症例と比較して感染率が高く慎重に行う必要があるのは前述のとおりである。また，新規植込みと異なり，前の術者のクセが反映されているため，柔軟に対応する必要がある。交換の際にまず考える必要があるのは，皮膚切開の位置である。

皮膚切開線の決定

　一度切開した皮膚は図11aのように切開線を横切る血流がなくなり，切開線周囲はまわりからの血流に頼ることになる。前回と同じ切開線で交換をすれば創が増えず美容的にも理想的であるが，切開線の

図11　切開線周囲の血流

a：一度切開した皮膚の血流

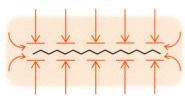

b：近い場所に2本目の切開線を作った場合

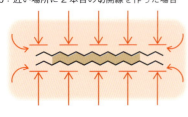

c：離れた場所に2本目の切開線を作った場合

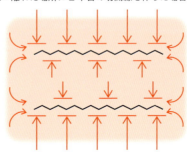

　　切開線
　　血行不良部位

まわりの組織は瘢痕化しており，瘢痕を取り除いて再度縫合するのは新しい創を縫合するよりも難しい。美容的には今ひとつでも，異なる切開線から交換する医師が多いのではないだろうか。2本目の切開線を古い切開線のすぐ近くに作成すると，図11bのように切開線を横切る血流が欠如する範囲が広がり，血流に乏しい領域ができてしまう。このため，別の切開線を作る際には図11cのように，古い切開線から十分離れた位置に切開線をおくとよい。こうすることで血流に乏しい領域ができるのを防ぐことができる。実際には1横指程度離すように心がけている。

症例提示

図12は2回目の交換のICD症例であり，すでに2本の切開線があり，3本目の切開線を作ることになった。古い切開線のさらに下に新たに切開線を作ると交換が難しくなると思われたので，2本の切開線の間に3本目の切開線をひいた。幸い切開線の間に十分なスペースがあったのでこのように対応して創は問題なく治癒した。もうひとつ着目していただきたいのが，皮膚からみてとれるICD本体のシルエットである。交換前はシルエットがはっきりしているが交換後はほとんどわからない。この症例は古いポケットが脂肪層の浅いところに作られていたため，交換の際に筋膜の間の層に新たなポケットを作成している。交換術は前の術者に合わせながら，自分のスタイルに仕上げる，術者の腕のみせどころである。

図12　繰り返す交換術

a：交換前

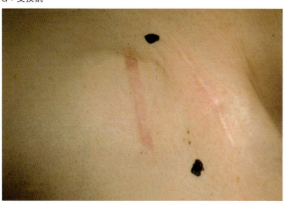

b：交換後

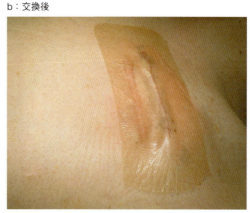

XI 本体からリードが抜けないときは，どうしたらよいですか？

Point
▶ 無理にリードを引っ張らない。
▶ リードソケットを後ろ側から破壊するとリードを押し出すことができる。

リードが抜けないときの正攻法

　ペースメーカの交換をしていると，リードが本体のソケットから抜けないことがある。無理にリードを引っ張るとリードが損傷するかもしれない。ペースメーカの本体，およびリードの規格はIS規格で統一されているが，規格内誤差や長い年月による変形などにより抜けない事態が発生する。このようなときは，まずソケットのドライバーホールのシリコンを外してネジを露出し，ネジを取り去るとネジ穴からリードの金属部分が直視できる。ネジ穴からリードを直接かき出すこ

図13　ヘッドを破壊してリードを取り出した一例

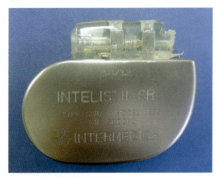
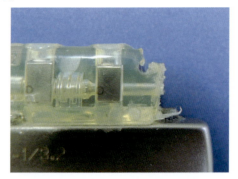
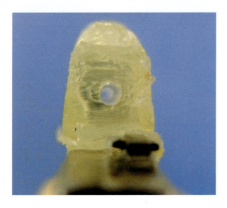
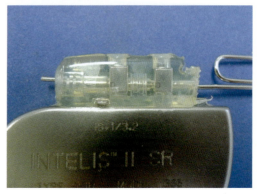

とでリードが抜ける場合がある。

どうしても抜けないとき

これでもだめな場合にはソケットを後ろから破壊する。

図13のようにソケットを骨切りバサミなどで破壊してゆくと，ソケット穴が反対側からみえるようになり，リードを後ろから押し出すことができるようになる。削るのに時間がかかるが，リードを無理に引っ張って損傷するよりはよい。奥の手として知っておくとよいであろう。

第4章

ペースメーカの
基礎知識

I ペーシングモード

Point
- 3文字ないし4文字のICHDコードで表示される。
- DDDモードには心房同調心室ペーシングの機能があり，心房と心室を1：1で収縮させることでペースメーカ症候群を予防している。

ICHDコード

　図1にペーシングモードの表記法を解説する。表記法はICHD（Intersociety Commission for Heart Disease）コードとよばれ統一されており，3文字ないし4文字で表記される。1文字目が刺激部位，2文字目が感知部位，3文字目が感知に対する反応を示す。4文字目は心拍応答機能（体動などを感知して自動的に心拍数を上げる機能）がある場合に表示される。これらの組み合わせによりAAI，VVIR，VDD，DDD，DDIRなどがよく用いられるペーシングモードである。

　少し理解しにくいのが3文字目であろう。DDD 60（下限レート）-120（上限追従レート）bpmと設定している場合，心房，心室とも60bpmを下回れば60bpmでペーシングし，60bpmを上回れば抑制するのだが，心房が60-120bpmの間にある場合には，心室はその心房レートに合わせるように心房同調心室ペーシングを行うというもの

図1　ペースメーカー機能の表記

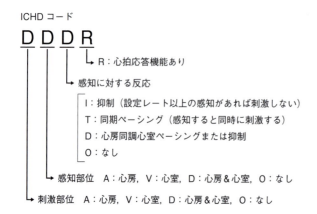

3文字表記が基本。1文字目が刺激部位，2文字目が感知部位，3文字目が感知に対する反応を示す。4文字目は心拍応答機能がある場合に表示される。

である。心房が120bpmを上回った場合は120bpmで心室ペーシングを行う。これにより完全房室ブロックの患者にDDD 60-120bpmのペースメーカ設定をしておけば120bpmまでは心房と心室が解離することなく1:1で収縮させることができ，心房・心室が解離することで生じるとされる違和感（＝ペースメーカ症候群）の出現を抑制できるのである。

　DDIモードにはこの心房同調心室ペーシングの機能はない。どんなときにDDDモードではなくDDIモードを使用するかといえば，「心房同調心室ペーシングをして欲しくないとき」である。DDDペースメーカには心房細動を認識すると自動的にDDIモードに切り替えるAuto Mode Switchingの機能があるので，心房細動で心房の興奮が頻回だからといっていつまでも上限追従レートで心室をペーシングし続けるわけではない。しかし，DDIモードに切り替わるまでは，一過性であれ上限追従レートで心室ペーシングを行うため動悸を訴える患者も少なくない。頻回に発作性心房細動を起こす洞不全症候群の患者であれば，DDDモードよりもDDIモードの方が適しているのである。

DDDとDDIの違い

　このようにDDDモードとDDIモードでは明らかに動作が異なるのだが，よく理解していないと混同しやすい。筆者が若手の先生の理解度を試すのによく用いているのが図2のクイズである。

図2　Question

Q. 完全房室ブロックで補充調律なし，P波だけが75bpmで出現している時のペースメーカの動作を記入せよ。
　ただしこのP波は心房・心室ペーシングに無関係に出現するものとする。

DDD 60-120bpm の場合　PV 200ms（心電図のP波 onset のタイミングで心房を感知するとして）

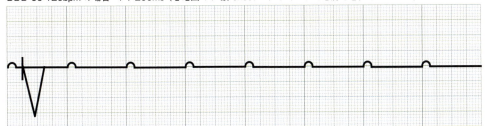

DDI 60bpm の場合　AV 200ms, PVAB 40ms とする（心電図のP波 onset のタイミングで心房を感知するとして）

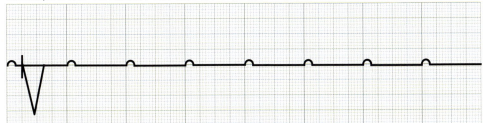

図2 Answer

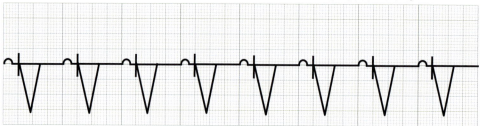

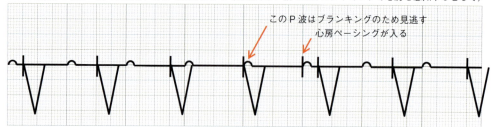

　心房だけが一定のリズムで興奮しているときのペースメーカの動作を考えさせる簡単な問題であるが，自信を持って答えられるのはごく一部である．問題はDDIモードの4拍目，心室ペーシングがP波に重なったときの次の動作が理解できるかどうかである．心室ペーシングと重なった心房興奮は，ブランキングのためにペースメーカは認識できず，次のペーシングは心房・心室ペーシングになる，というのが正しい答えであるが，ペースメーカのタイミングサイクルを理解していないと正しい答えにたどり着かない．

DDDペースメーカの動作 -タイミングサイクルを理解する-

　まずVVIモードの動作を図3に示す．設定した心拍数を下回れば②のようにペーシングするのは問題ないであろうが，VVIモードは自己の心室興奮を感知した場合を理解しやすい．VVIモードであるから，③のように自己興奮があればタイミングサイクルをリセットして④のタイミングでペーシングするが，ペースメーカのタイミングサイクルには不応期（Refractory period）があり，⑤のようにこの不応期の間に自己興奮があってもタイミングサイクルはリセットされず⑥のタイミングでペーシングが行われる．これが不応期である．
　次にDDDペースメーカの動作を心房心拍数の違いに分けて図4〜6に説明する．図4に示すようにDDDペースメーカは心房・心室の双方が互いのペーシングスパイク（心房は心室電位自体も）を感知しない

図3 VVIのタイミングサイクル

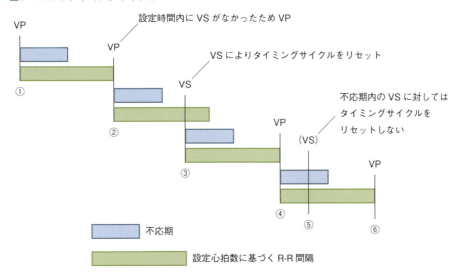

心室感知（VS）があるとタイミングサイクルをリセットするが，不応期内でのVSに対してはリセットせずにペーシングを行う。

図4 DDDペースメーカーのタイミングサイクル I （心房レートが遅いとき）

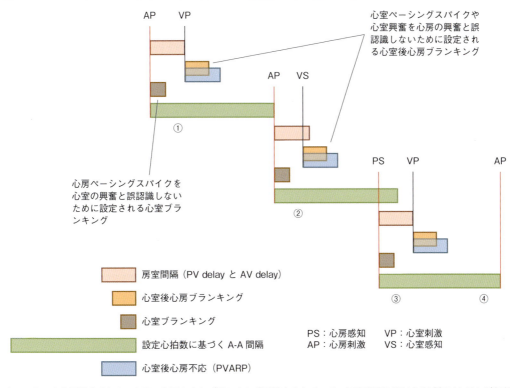

クロストークを予防するために心室，心房ともにブランキングが設定されている。房室間隔の間に心室感知がなければ心室刺激を行い，心室感知があれば心室ペーシングは抑制される。心房感知によりタイミングサイクルがリセットされている。

I ペーシングモード 109

図5 DDDペースメーカーのタイミングサイクルⅡ （心房レートが最大追従心拍数を上回った時）

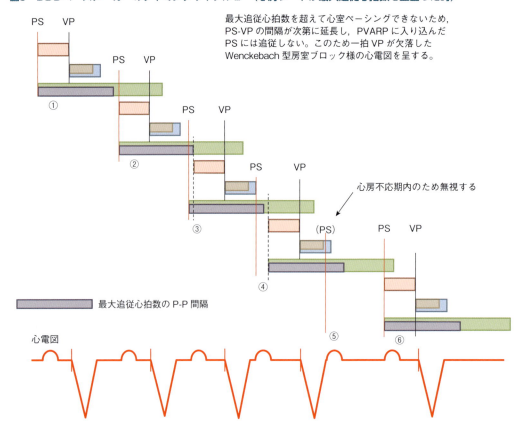

ように，心房ペーシングの後には心室が何も感知しない期間（心室ブランキング）が，心室ペーシングまたは心室感知の後には心房が何も感知しない期間（心室後心房ブランキング）が設定されている。さらに，心室ペーシング，または心室感知の後しばらくは，心房が興奮を感知してもペースメーカが反応しない，すなわち心房同調心室ペーシングは行わない期間(心室後心房不応期=PVARP)が設けられている。

PVARPは心室興奮，例えば心室期外収縮が房室結節を心室から心房へ向かって逆伝導した場合に，この心房の興奮を感知してさらに心室をペーシングしてしまうのを防止するために設けられた心房の不応期である。

図4のように心房レートが遅いときは，①の心房ペーシングの後心室感知がなければ設定したAV delayで心室をペーシングし，心房感知がないので②のタイミングで心房ペーシングを行う。心房ペーシングの後AV delay内に心室感知があったので心室ペーシングは行われない。その後，PVARPを脱した後に③の心房感知があったのでPV delayをあけて心室ペーシングが入る。その後，心房感知はなく④のタイミングで心房ペーシングが入る。

110

次に図5のように心房レートが上がって最大追従心拍数を上回った場合を示す。①の心房・心室ペーシングの後にPVARPを脱したタイミングで②の心房感知があったので設定したPV delayをおいて心室ペーシングが行われる。③の心房感知はPVARPを脱したところにあるのでペースメーカは反応しようとする。しかし，すぐに追従してPV delayをおいて心室ペーシングしようとすると，心室ペーシングレートが最大追従心拍数を上回ってしまうため，設定したPV delayよりも長いPV delayで心室ペーシングが行われる。④の心房感知も同様で，そのまま追従してPV delayをおいて心室ペーシングしようとすると，心室ペーシングレートが最大追従心拍数を上回ってしまうため，設定したPV delayよりもより長いPV delayで心室ペーシングが行われる。⑤のP波はPVARP内にはいりこんでいる。不応期でありペースメーカはこれに反応しないため追従した心室ペーシングは行われず，次の⑥の心房感知に追従して設定したPV delayをおいて心室ペーシングが行われる。この流れを図5下図に模式的な心電図で示すと，P-QRS間隔が次第に延びて，一拍QRSが欠落し，再び短いP-QRS間隔に戻ることになる。あたかもWenckebach型の房室ブロックを呈することに注目されたい。

I　ペーシングモード　111

さらに心房レートが上昇した場合を図6に示すが，②④⑥の心房感知はPVARP内のため，ペースメーカはこれに追従した心室ペーシングは行わず，①③⑤⑦の心房感知に追従することになり，設定したPV delayをおいて心室ペーシングが行われる。すなわち2回の心房興奮に対して1回心室ペーシングが入ることになり，心拍数が突然心房心拍数の半分になるため，運動していて突然息があがる，というような症状を呈することになる。図からもわかるように，PV delayとPVARPの和よりも心房感知の感覚が短くなった場合に2：1でペーシングするようになる。PV delayとPVARPの値さえわかれば2：1ペーシングになる心房心拍数は計算することができる。PV delayとPVARPの和は総心房不応期（total atrial refractory period：TARP）とよばれる。

心房心拍数が次第に遅くなったときは，これと反対のペースメーカ動作となり，最終的には下限レートで心房・心室ペーシングを行うこととなる。

DDDモードとDDIモードの違いは，一度説明されるとわかった気になるが，ふと考えると混同したりする。繰り返し考えてみてほしい。

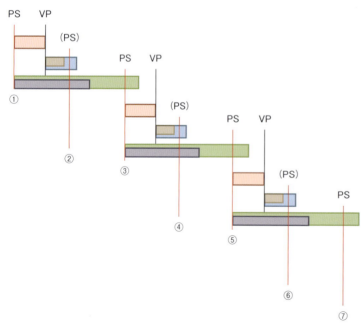

図6　DDDペースメーカーのタイミングサイクルⅢ
　　　（さらに心房レートが上昇した時）

2回に1回の心房興奮がPVARPに入り込むため，心房に対して2：1の割合で心室ペーシングが行われる。房室間隔（PV delay）とPVARPの和よりも短い間隔の心房心拍数で2：1となることがわかる。

II 電磁波障害

Point

▶ 電磁波障害の機序は伝導電流，高電圧交流電流，変動磁界の3つに大別できる。

▶ 変動磁界の影響は磁場の大きさだけでなく，距離に大きく影響されるため，変動磁界を発生するものから離れておくことが重要である。

　ペースメーカを植込んだ後の患者の不安を取り除くのも植込み医師の役目である。体内に機械を植込むというだけでも一大決心であるが，それと一生を共にするのであるから，自分の生活がどれだけ制限されるのか気が気でならないのも当然である。電車の車内で「ペースメーカに影響を及ぼす恐れがありますので，優先座席周辺では携帯電話の電源をお切りください」と放送されているから自分は携帯電話を使ってはいけないのだろう，などと電磁波の影響を心配する声が多く聞かれる。専門家として大丈夫なものは大丈夫，ダメなものはダメ，と自信をもって回答したいところである。

電磁波障害の実例

　確かにペースメーカ等の植込みデバイスは電磁波の影響を受けることがある。図7に一例を示すが，ペースメーカ等が電磁波の影響をうけるとノイズが入り込むため頻脈のエピソードとして記録が残ることが多い。ノイズが記録されるその他の原因としてリードの不全断線があるので鑑別が重要である。ではこの図7のエピソードは電磁波障害といえるだろうか，という質問をして考えてもらうようにしている。リード抵抗値が安定しているからといってリード不全は否定できないが，リード不全との鑑別ポイントは心房リードと心室リード双方に同時にノイズが混入している点である。リードが2本同時に傷むことは考えにくいので，電磁波障害を強く示唆する所見である。電磁波障害の機序は図8に示すように大きく3つに分類される。伝導電流，高電圧交流電流，変動磁界の3つである。この機序を考えながら電磁波障害の影響を検討すると理解しやすい。表1にそれぞれの機序の代表的なものを挙げる。

　伝導電流は直接身体に電流を流すことによる電磁波障害である。腹筋マシンが分かりやすい例であろうか。2枚のパッドを貼ってその間

図7 デバイスに記録された頻脈イベント

Q. デバイス履歴に下のような頻脈イベントが記録されていた。自覚症状はない。リード抵抗値やペーシング閾値は安定している。これはリード不全断線によるノイズか？ それともEMIか？ また，なぜそう判断したか？

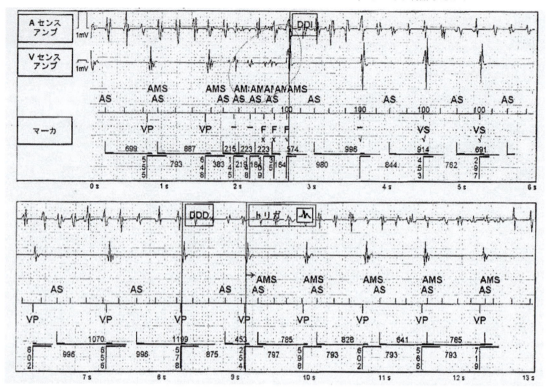

図8 電磁波障害のメカニズム

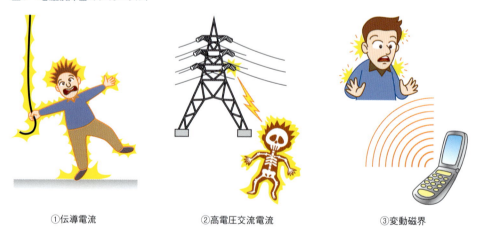

①伝導電流　　②高電圧交流電流　　③変動磁界

に電流を流す。表1に挙げた伝導電流の例はすべて，電流を流すための電極の代わりになるものがあるはずである。身体に直接電流が流れるのであるから，身体の中のペースメーカは当然影響を受ける。影響をうける，という意味ではNGであるが，ペースメーカが壊れるわけ

表1　機序別の電磁波障害の具体例

①伝導電流
低周波マッサージ器，腹筋マシン，電気風呂，高周波治療，体脂肪測定器　など
②高電圧交流電流
高圧架線の下，電位治療器，電位布団　など
③変動磁界
溶接機，ジアテルミー，IH調理器，自動麻雀卓，電気自動車の急速充電器，携帯電話，ワイヤレスカードリーダー，万引き防止装置，スマートキー　など

ではない。中には高周波治療のような必要なものも含まれる。体脂肪計は一瞬電流が流れるだけである。影響を受けることを理解したうえで，その影響の大きさを考え，必要であればノイズの影響を受けないようにVVIモードからVOOモードに設定を変更するといった適切な対応をとることで対処可能である。

　高電圧交流電流は高圧架線の下に入り込んだ状態である。強い電界の中に人が入り込むと，電極はなくても体の中に電流が流れてしまう。伝導電流と同じ結果になるため，ペースメーカは必ず影響を受けてしまう。電位治療器は現在では目にすることがほとんどないが，古い温泉施設などではマッサージ器に並んで設置していることもあり注意が必要である。高圧架線の下に関しては，基準以上の電界が発生する場所は立ち入りが規制されているので一般人が立ち入れる場所では心配することはない。特殊な環境で働く場合に限り注意が必要である。

　最後の変動磁界が種類も無限であり目に見えないので判断が難しいことがある。作動しているIH調理器を胸の前で抱えれば電磁波の影響でペースメーカにノイズがはいる。しかし，携帯電話は15cm以上離して使用すること，と公表されているように，距離をとることが重要である。IH調理器から出る電磁波は，通常の姿勢で使用すればペースメーカに影響を与えることがないので使用禁忌ではないが，溶接機のケーブルのまわりに発生する電磁波は強力であり使用禁忌である。変動磁界により電磁波を発生するものには，IH調理器や溶接機のように意図せず電磁波を発するものと，携帯電話や車のスマートキーのように電磁波を発生するのがわかっているものがある。意図的に電波を利用しているものは，総務省が割り当てた周波数の電波を使用しているのであり，それが発する電磁波の影響も検討されており，ペースメーカ等の機器に影響がない距離が公表されている。問題となるものの多くは意図せず電磁波を発するものであり，最近では電気自動車の急速充電器は使用しないよう注意喚起されている。

Ⅱ　電磁波障害

III 死後のペースメーカの取り扱い

Point

▶ ペースメーカは焼却すると破裂する。爆発するわけではない。

▶ 死後にペースメーカは取り出す必要はない，という見解が浸透している。

　ペースメーカ植込み患者が死亡した場合，火葬すると破裂するという理由で取り出しを依頼されることがある。不確かな情報が行き交い，現在でも慣習として取り出しを行っている施設もあるかもしれない。しかし，「破裂はするが実害を伴うレベルではないことから，ペースメーカは取り出す必要はない」という見解が火葬場に浸透しており，取り出さなくても理解が得られるはずである。ただし，ペースメーカ植込み患者である旨は伝えることが礼儀である。ICDに関しては一定の見解が得られておらず，またICDに残されたデータを検証して医療の発展につなげる，という意味合いからもICDは取り出すべき，と筆者は考えている。

　死後に取り出す際の注意点としては，

①リードは植込みから間もない場合でない限りは抜けないので，ペースメーカから外すか途中で切断してポケット内に残しておく

②ほとんど出血はしないが，ダラダラと血液や滲出液がでてくる。創はきちんと縫合すること

③ペースメーカのリードは問題ないが，ICDの場合にはリードを切断するとノイズが不整脈と認識されてしまいショック治療が入るので切断する前に必ずICDの治療をoffにしておくこと

などが挙げられる。

さいごに

　ペースメーカ植込みの主役は植込み医師である。発生した合併症やあらゆるトラブルに責任をもたなければならない。しかし，手術はひとりで行うものではない。看護師，臨床工学技士，診療放射線技師，その他さまざまなメディカルスタッフの協力なしでは遂行できない。ときに植込み医師は孤独である。うまくいったと思って喜んでいた症例が，1カ月後に感染が判明して戻ってくることもある。ついつい責任を抱え込んでしまう。そんなときに支えてくれるのがまわりの理解者である。自分を支えてくれるメディカルスタッフを教育し，自分がどのような考えで何をしているのかを理解してもらうことがさらなる技術の向上にもつながる。自分が困ったとき，行き詰ったときに相談にのってくれる信頼できる仲間がいると心強い。壁を作らず，おかしいと思ったことは何でも伝えてくれるような雰囲気づくりも大切である。小さくて構わないから植込みチームを作ってもらいたい。

　マスターするとデバイス治療はとても楽しい分野である。患者さんが劇的に元気になり，植込んでもらったことに感謝されるだろう。手術を任されたからには誇りと自信をもって行ってもらいたい。

　ペースメーカ植込みの方法はさまざまであり，ここで紹介した方法はそのひとつにすぎない。私なりの経験に基づいて解説したものであり，もっといい方法もあるだろうし，そこは違うと批判もあって当然である。ただ，この方法で大きな間違い，失敗はないと確信している。ペースメーカ植込みをこれから始める先生，メディカルスタッフにたたき台として活用いただきたい。ペースメーカ植込みが好きだ，という仲間がひとりでも増えればこのうえない幸せである。

索 引

あ

安静	64
遺残リード	87
一時ペースメーカ	10
一時ペースメーカの適応	11, 12
イメージトレーニング	94
右室高位中隔	97
右室心尖部	37
右室リードの固定	96
右室流出路中隔	96
右側植込み	92, 94
右側の縫合	94
栄養血管	19

か

ガーゼ圧迫	64, 90
開創器	28
合併症対策	26
感染	98
感染のリスク	13
感染防御	13
感染率	68
逆血	31
胸郭外穿刺法	25
狭窄	76
筋膜	23, 58, 73, 74, 100
計測時の注意点	40, 48
経皮ペーシング	70
血腫	88, 90
抗凝固薬	88
抗菌薬投与	10, 13
抗血小板薬	88, 89
高電圧交流電流	113, 114

さ

再手術	13, 90, 91

鎖骨下静脈	25, 26, 27
鎖骨下静脈走行	26, 27
止血	52, 53, 54, 55
死後の取扱い	116
自己脈	69, 70
失神	12
手術器具	10, 14
手術室	14
手術の準備	10
手術場所	13
出血	52
術後のケア	64, 65
術前準備	12
術直前	10
術野の準備	14
術野のドレーピング	14, 15
焼却	116
消毒	17, 64
静脈穿刺	28, 29, 30, 31, 32
静脈造影	17, 76, 77
静脈の攣縮	31
徐脈	12
新規植込み	13
心室リード植込み	41
心室リード留置	33, 35, 36, 37, 38, 41, 42
心尖部	96
真皮	59, 61
心房リード植込み	46
心房リード留置	43, 44, 45, 46, 47, 48
スクリュー	38
スクリューインリード	33, 36, 38, 41, 42, 82, 83, 84, 85, 86, 93

スタイレット	33, 35, 36, 38, 41, 42, 43, 44, 45, 94
スリーブ	53, 54
切開線	17, 20, 21, 69, 100
切開線周囲の血流	100
穿刺	25, 29, 31
穿刺針	25
穿刺部位	25
層	17, 22, 23, 56
創部異常	98
創部の発赤	98

た

大胸筋	52, 53
体型	49, 50, 51
タイン型リード	33, 43, 44, 45, 46, 47, 48, 49, 80, 81, 87
単極ペーシング	70
段差	60
適度なたわみ	49
電気メス	21, 24
電磁波障害	113, 114, 115
テンション	20
伝導電流	113, 114
透視	33

は

剥離	24
発熱	13
破裂	116
瘢痕組織	68, 74
皮下組織	19, 21
皮下ポケット	55, 64
皮下ポケットの作成	17, 19, 20, 21, 22, 23, 28

皮下ポケットの深さ …………… 18		
左上大静脈遺残 ………………… 92		
皮膚切開線 ……………… 17, 100		
表層感染 ………………………… 98		
不要なリード …………………… 86		
閉創 56, 57, 58, 59, 60, 61, 62, 63, 75		
閉塞の有無 ………………… 76, 77		
ペーシングモード ………… 10, 106		
ペースメーカ交換術 68, 69, 71, 72, 73, 74, 75, 100, 101		
ペースメーカ症候群 …………… 106		
ペースメーカの機種決定 ……… 11		
ペースメーカの新規植込み ……… 9		
ペースメーカの適応決定 ……… 10		
ペースメーカの露出 …………… 18		
ヘッドライト ……………… 16, 17		
ヘパリンブリッジ ……………… 88		
変動磁界 ………………… 113, 114		
ポケット感染 …………………… 98		
保湿テープ ……………………… 61		
本体の収納 ………………… 52, 55		

ら

リード …… 33, 34, 35, 43, 49, 50, 52

リードソケットの破壊 ………… 102

リードチェック ………………… 70

リードの動き …………………… 33

リードの固定 ……… 52, 53, 54, 55

リードの種類 …………………… 33

リードの状態 …………………… 33

リードの損傷 …………………… 68

リードのたわみ ……… 35, 36, 38, 49, 50, 51

リードの追加 …………………… 76

リードの使い分け ……………… 85

リードの抜去 ………… 86, 102, 103

リードの露出 ……………… 71, 72

リードの引っかかり …………… 43

リードの硬さ ………… 33, 34, 35

リードの選択 …………………… 34

連続縫合 …………… 56, 57, 58, 61

肋骨 …………………… 27, 29, 30, 32

ロングシース …………………… 76

記号

αループ ………………………… 92

欧文

active fixationタイプ ………… 33

CSリード ……………………… 96

DDDペースメーカ ……… 108, 109, 110, 111, 112

DDDモード …………………… 107

DDIモード …………………… 107

ICDHコード …………………… 106

J型リード ……………… 43, 44, 45

passive fixationタイプ ………… 33

PLSVC ……………………… 92, 93

retractableタイプ ……………… 33

Torsade de Pointes …………… 12

VVIペーシング ………………… 96

ま

麻酔 ……20, 21, 22, 23, 71, 73

結び目 ……………………… 56, 60

めまい …………………………… 12

わ

ワイヤー …………………… 31, 32

ワルファリン …………………… 88

略語一覧

ARVC	arrhythmogenic right ventricular cardiomyopathy	不整脈源性右室心筋症
CRT	cardiac resynchronization therapy	心臓再同期療法
ICD	implantable cardioverter difibrillator	植込み型除細動器
LAO	left anterior oblique	左前斜位
PLSVC	persistent left superior vena cava	左上大静脈遺残
PT-INR	prothrombin time-international normalized ratio	プロトロンビン時間国際標準比
RAO	right anterior oblique	右前斜位
TARP	total atrial refractory period	総心房不応期

◆著者略歴

岡村英夫

1998年	広島大学医学部卒業
2000年〜2005年	国立循環器病センターレジデント／シニアレジデント
2006年〜	国立循環器病(研究)センタースタッフ
2015年〜	国立循環器病研究センター医長
2015年〜2016年	米国Mayoクリニック留学
2017年〜	現職(国立病院機構和歌山病院循環器科医長)

　国立循環器病センターの不整脈科スタッフとしてペースメーカ植込み術を心臓血管外科より引き継ぎ，不整脈植込みデバイスの植込み・管理に従事。国立循環器病研究センター在職中に約2,000例の手術を経験。合併症の発生を最小限に抑えた丁寧な手術に定評がある。循環器専門医，不整脈専門医。著書に「今さら聞けないペースメーカ(メジカルビュー社)」他。

ひとりでマスター　心臓ペースメーカ植込み術

2018年　2月 20日　第1版第1刷発行
2023年　7月 10日　　　　　第4刷発行

- ■著　者　岡村英夫　おかむら　ひでお
- ■発行者　吉田富生
- ■発行所　株式会社メジカルビュー社
　〒162-0845　東京都新宿区市谷本村町2-30
　電話　03(5228)2050(代表)
　ホームページ　https://www.medicalview.co.jp/

　営業部　FAX 03(5228)2059
　　　　　E-mail　eigyo@medicalview.co.jp

　編集部　FAX 03(5228)2062
　　　　　E-mail　ed@medicalview.co.jp

- ■印刷所　株式会社広済堂ネクスト

ISBN978-4-7583-1446-6　C3047

©MEDICAL VIEW, 2018. Printed in Japan

・本書に掲載された著作物の複写・複製・転載・翻訳・データベースへの取り込みおよび送信(送信可能化権を含む)・上映・譲渡に関する許諾権は，(株)メジカルビュー社が保有しています．

・JCOPY〈出版者著作権管理機構　委託出版物〉
本書の無断複製は著作権法上での例外を除き禁じられています．複製される場合は，そのつど事前に，出版者著作権管理機構(電話 03-5244-5088, FAX 03-5244-5089, e-mail：info@jcopy.or.jp)の許諾を得てください．

・本書をコピー，スキャン，デジタルデータ化するなどの複製を無許諾で行う行為は，著作権法上での限られた例外(「私的使用のための複製」など)を除き禁じられています．大学，病院，企業などにおいて，研究活動，診察を含み業務上使用する目的で上記の行為を行うことは私的使用には該当せず違法です．また私的使用のためであっても，代行業者等の第三者に依頼して上記の行為を行うことは違法となります．